中医特色疗法治百病丛书

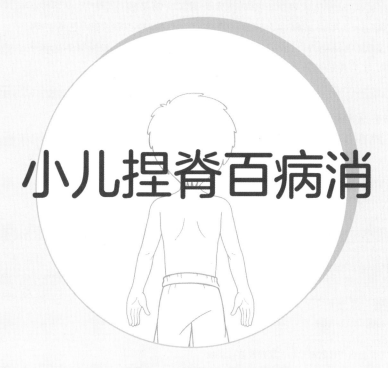

小儿捏脊百病消

贾跃进 郭 力 主编

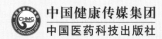

中国健康传媒集团
中国医药科技出版社

内容提要

小儿捏脊技术是一种标本兼治的全身治疗方法，具有易学、易掌握、易操作、方便灵活、见效快、小儿容易接受等优点。本书从实用角度出发，特邀儿科专家，详细介绍了适合中国家庭的抚触、捏脊等对症儿童按摩方法，包括捏脊的概念、穴位的选择、基本手法，以及小儿常见病的捏脊治疗等。本书共分为八章，系统地阐述了小儿捏脊技术概论、捏脊技术规程、呼吸系统病症、消化系统病症、泌尿系统病症、五官系统病症、神经系统病症及其他病症的捏脊疗法等内容。

全文配有操作图片，且内容精练，实用性强，可供广大基层推拿医生、小儿推拿爱好者尤其是小儿父母查阅和参考使用。

图书在版编目（CIP）数据

小儿捏脊百病消 / 贾跃进，郭力主编 . — 北京：中国医药科技出版社，2019.10

（中医特色疗法治百病丛书）

ISBN 978–7–5214–1088–4

Ⅰ . ①小… Ⅱ . ①贾… Ⅲ . ①小儿疾病—捏脊疗法 Ⅳ . ① R244.1

中国版本图书馆 CIP 数据核字（2019）第 066478 号

美术编辑 陈君杞

版式设计 锋尚设计

出版　中国健康传媒集团 ｜ 中国医药科技出版社

地址　北京市海淀区文慧园北路甲 22 号

邮编　100082

电话　发行：010–62227427　邮购：010–62236938

网址　www.cmstp.com

规格　710 × 1000mm $\frac{1}{16}$

印张　16$\frac{1}{2}$

字数　284 千字

版次　2019 年 10 月第 1 版

印次　2019 年 10 月第 1 次印刷

印刷　三河市万龙印装有限公司

经销　全国各地新华书店

书号　ISBN 978–7–5214–1088–4

定价　58.00 元

获取新书信息、投稿、为图书纠错，请扫码联系我们。

前言

　　小儿捏脊疗法堪称中医儿科一绝。通过捏脊的方法来治疗疾病，已有悠久的历史。这在古代中医有关文献中早有记载。由于此种疗法操作简单，易学易会，又不需要特殊的器械及药物，所以在民间广泛流传。

　　捏脊，又称捏积，捏积疗法是通过捏拿小儿脊背部，刺激相关的经络、穴位，达到平衡人体阴阳、气血，疏通经络，而起到治疗、养生、保健的作用。本书详细介绍捏脊疗法配合相应的推拿手法对小儿多种常见病症的治疗，共分为八章，系统地阐述了小儿捏脊技术概论，捏脊技术规程，呼吸系统病症，消化系统病症，泌尿系统病症，五官系统病症，神经系统病症及其他病症的捏脊疗法等内容。全文配有操作图片，直观实用，易于操作，一看就懂，一学就会。

　　本书内容具有实用性和可操作性，可供基层医务人员、中医爱好者尤其是小儿家长们参考阅读。

　　本书的编者都是长期从事临床小儿捏脊工作、经验丰富的医生，在此对他们能在百忙之中为本书撰稿表示衷心感谢。书中若存在不足和疏漏之处，恳请广大同行和读者朋友们提供宝贵意见。

编者

2018年12月

目录

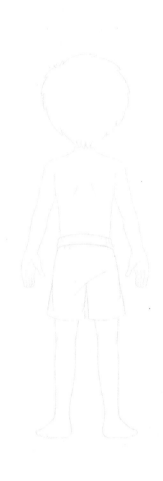

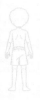

第一章

小儿捏脊
技术概论

- 小儿捏脊技术的基本原理
- 捏脊疗法常用的介质

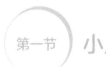 第一节 小儿捏脊技术的基本原理

一、中医理论原理

（一）捏脊疗法与脏腑经络的关系

中医藏象学说认为，脏腑为藏于体内的心、肝、脾、肺、肾等脏器。脏腑虽藏于体内，但其活动和变化必定通过外表的证候变化而体现出来，也就是所谓"藏诸内，必形诸外"，这就是藏象的含义。脏腑的生理、病理变化之所以可以表现出来，是因为人体内最基本的物质：精、气、血、津液，由于脏腑的变化，通过经络的传输而达于体表，脏腑经络之气汇聚于体表的某一点，则称为该脏、该腑的俞穴。俞穴是脏腑经络之气在体表输注的特定点。经络不仅为传输气血的通路，也是病邪传导的途径。外邪入侵必先侵及经络，再入脏腑，导致脏腑病变的发生。

背部属阳，为胸中之府，前面有心肺居处，因此《素问·脉要精微论》说："背者，胸中之府。"腰内有肾，肾主腰腿，其经贯肾络背。腰背前还有其他脏腑如脾、胃、肝、胆、膀胱、三焦以及女子胞等。因为腰背与脏腑经络的密切联系，所以腰背脊部的病变可影响经络和脏腑；经络与脏腑的病变也可循经传至背部。因此说"五脏之系，咸附于背。"

背为之阳，有被称为全身阳脉之海的督脉循脊而上。其经脉中大椎穴是三阳经交会之穴，因此说督脉统领一身之阳，全身的阳气运行皆与其有关。而足太阳膀胱经又夹脊（督脉）而行，和督脉交于大椎，会于目内眦，五脏六腑之俞穴皆在其经。足太阳膀胱经上和手太阳小肠经相接，下与足少阴肾经相连。十二经脉之间循行相通，其八条分支又作为奇经八脉分布全身，十二经又有十二经别和十五络等贯通联络成网。所以，脏腑通过经络及背俞穴等的连属关系，构成了经络相连，气血相注，阴阳相贯，互相通应的统一体。因此五脏有病，观其背俞穴，则知病之所脏所腑，取其俞穴而治之，就可以使阳经之气血达于阴经，阴经之气血达于阳经；使在里之气达于肌肤，在表之气达于脏腑。"夫阴病在阳者，是天外风寒之邪乘中而外入，在人之背上腑背、脏俞"。因此治其"六淫湿、暑、燥、火，皆五脏所受，乃筋骨血脉所受邪，各有背上五脏俞以

除之。……中暑者，治在背上小肠俞；中湿者，治在胃俞；中燥者，治在大肠俞"。所以，捏脊疗法可以振奋督脉以至全身之阳气，疏通经络，条达气血，调和脏腑，从阳引阴，从阴引阳，达到以手法治愈疾病的目的。

（二）捏脊疗法与阴阳气血的关系

中医认为阴阳代表人体内两种不同的属性。阴为阴精，代表着人体内的营养物质；阳指卫气，具有功能的性质。阴与阳之间是一种对立统一的协调关系，这种对立统一关系达到了平衡，人体就健康无病，一旦这种平衡失常并出现偏差，人体就会出现疾病。阴阳之间具有互根关系，二者相互依存，相互为用，一旦形成阴阳离绝的状态，生命也就要终结了。人体可分阴阳，体内的各脏腑、各部位也都可以分成阴阳。如人体上部为阳，下部为阴；肢体外侧为阳，内侧为阴；背部为阳，腹部为阴；脏为阴，腑为阳。各脏腑经络本身又可分为阴与阳两方面，肾分肾阴与肾阳，肝分肝阴与肝阳等等。气与血也有阴阳之分，气为阳，血为阴。阳气与阴血之间也是对立统一的关系，二者相互依存，相互滋生，气能生血，气行则血行，气滞则血瘀。

气血是构成人体的基本物质，为生命活动的基础，人的生命活动为气血运动变化的结果。人体中最基本的气是元气，它的生成有赖于肾中的精气、水谷精微之气以及自然界清气的结合，其生理功能和发挥有赖于气机的调畅。血为由脾胃运化的水谷精微之气化生而成。血与营气共行于脉中，在心、肝、脾的作用下流注全身，起到濡养全身脏腑、四肢关节百骸的作用。所以，气与血的生成都需要水。水谷精微的充分供给，而又有赖于胃的受纳腐熟功能和脾的运化功能。脾的运化功能包括消化吸收及输布精微诸方面，所以脾又被称为后天之本。由于饮食失节或病后失调均可造成脾胃功能的损伤，特别是小儿脏腑娇嫩，脾胃功能较成年人薄弱，小儿不知寒热饥饱，多易造成食物停滞中焦，损伤脾胃而成积滞之症，日久损伤元气、灼伤真阴而成疳积，形成脾胃虚极、气血损伤，生化之源亏竭的局面。捏脊能够振奋督脉之阳气，使各脏腑之络脉与之相通，阳气得以统血而行，使气血旺盛，调节脏腑功能，尤其是脾胃功能，促使人体气血的生成，同时通过疏通经络，加强肝的疏泄功能，促进气机的调畅，这样又加强了气之生血、行血以及摄血的功能，促进或者改善人体生理循环，使人体气血充盈而调畅。除了以上作用之外，还可通过直接作用来改变气血循环的系统功能，促进气血循行。刺激各脏腑的背俞穴，使脏腑气血阴阳及脾胃的功能得到调节，胃肠中的积食通过大肠排到体外，疾病得愈。

二、现代医学原理

捏脊疗法对人体主要是力的作用，这种力可以是压力，如按压、捏挤以及推挤等产生的力；也可以是摩擦力，如揉按、摩法以及擦法等产生的力。根据能量转换定律，一个物体向另外一个物体做功，另外一个物体在接受力的同时也就获得了能量。能有动能、势能、化学能、电能、热能、磁能之分。能与能之间的转换使得捏脊疗法作用于体表的动能转换成热能，使局部皮肤发热，毛细血管扩张，血液循环加快；也可以转换成电能，导致人体神经系统产生生物电的变化，通过神经、体液的调节，使体内各系统发生生理、病理的变化。当然最直接的变化为手法的力量使局部解剖学方面的变化。

（一）捏脊疗法对神经系统的影响

1. 捏脊疗法对中枢神经系统的影响

捏脊时手法的刺激通过神经的传递，传入大脑皮层，加强了大脑皮层的调节功能，使兴奋与抑制过程处于相对的平衡状态。如失眠主要是由大脑皮层的抑制过程衰弱、相对兴奋性增强所引起，捏脊能够刺激中枢神经系统，使大脑皮层和自主神经系统加强抑制，降低其兴奋性，使兴奋抑制处于相对的平衡状态，失眠也就由此而痊愈。有人曾对捏脊对十二经原穴的电阻变化及对失眠的治疗进行了实验，证实了以上说法的科学性。捏脊并加重点按相应的背俞穴可以刺激大脑皮层，经过大脑皮层的分析调整以后，再通过支配相应脏腑的神经传到脏器，使脏器产生相应的变化，促进脏腑组织的功能得到恢复或加强。手法的刺激还能够对大脑皮层产生干扰，使中枢神经系统产生抑制反射。如捏脊止痛，当疼痛的信号传入大脑中央后回，这个信号能够被来自别处而到达大脑同一部位的第二个信号冲动（如捏脊产生的刺激信号）所抑制，当捏脊所产生的酸、胀、重麻感借助神经系统传至大脑皮层，并和疼痛信号同时在中枢皮质内相互干扰，其结果是造成痛觉信号减弱、降低，直至消失，达到镇痛的目的。捏脊还能够通过大脑皮质、丘脑的影响，促使中枢系统本身各部神经组织得到充分的营养供给与活动功能的锻炼，使病变的神经肌肉组织得到恢复。

2. 捏脊疗法对周围神经的调节

背部为脊髓向外发生周围神经根的地方，除神经外，脊背部分布着众多的神经干及神经节等，这些神经支配着人体的脏腑、组织。体表脏腑的关系能够从两方面来解释：一为内脏病变在体表有所反映；二为刺激体表的一定部位对内脏功能活动产生一定影响。

当脏腑发生病变时，常在体表一定区域产生痛觉。若胆道发生病变时，右肩部常出现牵涉性疼痛。脏腑病变也可在皮肤上出现过敏区和反应物，如可在相应的穴位上摸到皮下结节、压痛点等，此即是治疗时常常选用的阿是穴；有时也可因脏腑病变导致皮肤色泽、温度变化，出汗、肌肉痉挛等现象。

刺激体表的一定部位，对内脏的功能产生一定的影响，其主要是通过躯体——内脏反射通路来进行。这种通路既可是通过脊髓直接到脏器，也可通过脊髓到大脑皮层，再下传到脏腑；或者手法从体表直接对脏器的刺激。捏脊疗法的轻重对脏腑功能的影响也不同，较柔和的连续性刺激有兴奋周围神经的作用，但是对中枢神经有抑制作用；急速较重且时间较短的刺激能够兴奋中枢神经，但对周围神经却有抑制作用。当中枢神经处于抑制状态时，副交感神经处于优势；而中枢神经处于兴奋状态时，交感神经占优势。所以在临床治疗时可以根据这一特性采取不同的手法，对不同的病理变化作出相应的治疗。

（二）捏脊疗法对消化系统的影响

捏脊疗法治疗消化系统病症，特别是小儿消化系统病症如积滞、疳证、腹泻、厌食、呕吐、营养不良等病证有着显著的疗效，为捏脊疗法最为适宜的疾病。近年来，人们对捏脊疗法治疗消化系统病症的原理从现代医学方面进行多项研究，取得了丰硕的成果，证实捏脊疗法对消化系统，特别是小儿消化系统病症确实是行之有效的疗法。

（三）捏脊疗法对血液系统的影响

捏脊疗法对血液系统的影响，首先是因为局部的捏拿使毛细血管开放，血液循环增加，改善了局部的血液供应和营养的供给。由于捏脊是在背部进行的，施术范围较大，因而毛细血管开放面积也比较大，能够促使机体血液进行再分配，降低血流阻力，减少心脏的负荷，促使内脏瘀血减轻，降低血压。这些过程实际正是活血化瘀的基础。

捏脊不但能促进血液循环的改善，还能导致血液成分的变化，有人用捏拿背俞穴的方法治疗高脂血症，结果血清胆固醇与β-脂蛋白都有显著降低，有些甚至降至正常，疗效显著。经实验证实，捏脊能促进血红蛋白和血清蛋白的增长，能够增加白细胞的吞噬能力。另有报道也证实捏脊可以增加血清补体的数值以及血小板的数目。由此说明捏脊疗法通过改变血液成分，使高黏滞血症得到缓解，增加了人体的抵抗能力。

也有实验证实，捏脊推拿后血浆中的儿茶酚胺、去甲肾上腺素以及多巴胺的含量下降，并发现治疗时外周血液中儿茶酚胺的含量与疗效成反比，即儿茶酚胺含量越低，疗效越高。因为儿茶酚胺系统的减弱，α效应亦减弱，缩血管作用下降，有利于血液循环，促进致痛物质的代谢，有利于疼痛的缓解。

（四）捏脊疗法对呼吸系统的影响

捏脊疗法可治疗咳嗽、哮喘等肺部疾病，其作用机理一是因为手法对胸背的直接按摩作用，使胸廓呼吸肌的功能得到了加强；二是因为手法刺激背部神经，调整了交感神经和迷走神经的兴奋性和抑制性，使肺部和胸廓、胸膈的整体功能得以改善，腺体分泌减少，喘咳减轻。所以可以认为捏脊疗法是改善肺功能的有效方法之一。

由于对捏脊作用的实验研究尚待深入开展，所以其作用原理的解释还需进一步研究。

第二节　捏脊疗法常用的介质

所谓介质，又称为递质，实际上是在捏脊时施用于体表的物质，如粉剂、油剂、水剂、膏剂等。推拿捏脊时应用介质有着悠久的历史，古代应用各种药物制成膏作为治疗时的介质，称为膏摩。应用介质不但可以加强手法的作用，提高疗效，而且还可以起到润滑和保护皮肤的作用，同时介质本身多为药物组成，通过手法的作用，渗透到皮肤中，吸收后对疾病也有一定的治疗作用。因此，要根据病情选用介质。常用的介质有以下9种。

（一）酒精

效　　用　性味辛甘温，有散寒通络、开窍通滞作用，发烧者可降温。

适用病证　适用于寒证、瘀证及小儿高热降温等。

（二）葱姜水

> **效 用** 性味辛温，有通阳解表、温中行气作用。
>
> **适用病证** 适用于风寒所致感冒、头痛及寒凝气滞所致的脘腹疼痛等。

（三）薄荷水

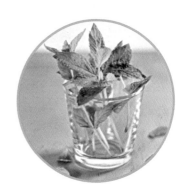

> **效 用** 性味辛凉，有散风退热、解毒通表、清凉祛暑作用。
>
> **适用病证** 适用于一切热症，尤其是夏天治疗时使用，可解外感风热邪毒。

（四）鸡蛋清

> **效 用** 性味甘咸平，有补益脾胃、润泽肌肤、除烦退热、豁痰开窍、消肿止痛之效。
>
> **适用病证** 适用于牙肿齿痛、腮腺炎、小儿发热咳嗽及疳积等病证。

（五）茶叶水

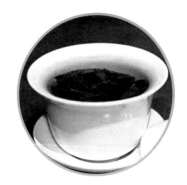

> **效 用** 性味苦甘微寒，有醒神明目、清热止渴、消食利尿等作用。
>
> **适用病证** 适用于小儿身热发烧。

（六）凉水（井水为佳）

> **效 用** 性味甘凉，具有清热消暑作用。
>
> **适用病证** 治小儿发烧不退。

（七）滑石粉

> **效 用** 性味甘寒，具有清热除湿、防损止痒、润滑肌肤作用。
>
> **适用病证** 多用于夏季推拿及皮肤娇嫩的患儿。

（八）麻油

> **效 用** 性味甘淡微温，有祛风清热，和血补虚、润燥健脾之效。

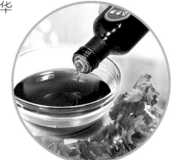

适用病证 多用于小儿疳积、脾胃虚弱、肌肤无华等证。

（九）红花油

效　用 性味辛温，具有活血祛风、通络止痛之效。

适用病证 多用于风寒湿痹证。

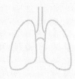

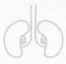

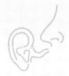

第二章
捏脊技术规程

第一节 捏脊疗法基本操作规程

一、捏脊疗法常用体位

（一）患者的体位

捏脊时，患者的体位必须舒适，将脊背放平，全身放松，这样既能使治疗者便于操作，又能使患者坚持治疗而无痛苦之感。成年人捏脊时多采用屈肘俯卧位，偶用坐位。儿童患者根据年龄的大小可以采取多种姿势，常用的有以下4种。

1. 俯卧位

具体做法 此姿势与成年人患者姿势相同。患者俯卧，对肘屈曲，两手交叉放于额下或颌下，下肢伸直。衣服解开纽扣或翻至头部，注意不要盖住面部，以免影响呼吸。

适合年龄 此定位适合年龄在六七岁又能主动配合的患儿。

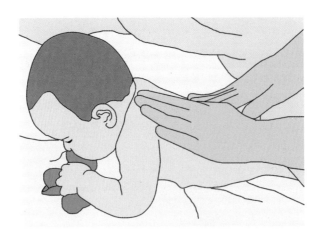

2．俯怀位

具体做法 家长坐椅子上或床上，患者
两脚踩地，面对家长，头和
上肢俯在家长怀内，家长用
两膝挟住患儿的下肢，两手
固定患儿的上肢，解扣或翻
衣暴露背部。

适合年龄 此定位适于五六岁的患儿。

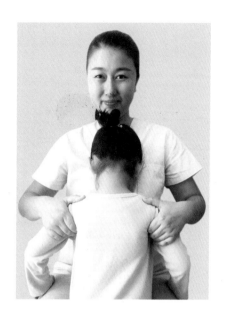

3．俯膝位

具体做法 患儿站在家长侧面，上身伏在
家长的双膝上，家长将患儿的
上肢揽在怀内。

适合年龄 此定位适用于三四岁的患儿。

4．横俯膝盖位

具体做法 家长坐在床上或椅子上，将患
儿抱起横俯于自己的膝盖上，
一只手扶患儿的上肢，一只手
扶患儿的下肢。

适合年龄 此位适合于二三岁的患儿。婴
幼儿也可采用此姿势。

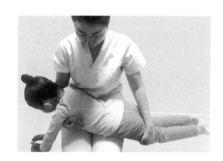

由于捏脊治疗时常与其他推拿按摩手法配
合使用，因此患者的体位尚有仰卧位、侧卧位、坐位等，可根据具体情况决定，但应
以患者舒适，施术部位放松以及适合施术者操作为原则。

（二）施术者体位

主要以操作的方便为前提，一般取患者的正后方或侧后方，有时可用双膝夹住患儿
的下肢或臀部，以防患儿乱动而影响操作。

小儿捏脊常用穴位

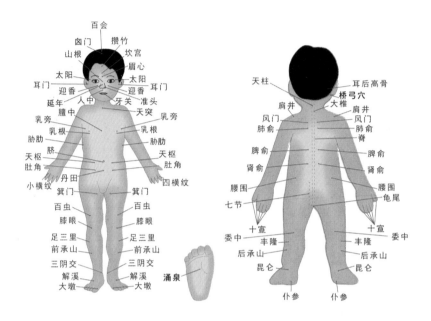

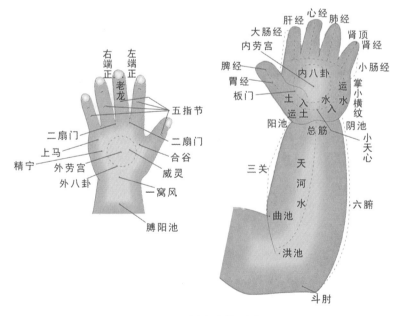

图2-1 小儿捏脊常用穴位

小儿推拿除应用十四经穴及经外奇穴之外，本身还有许多特定穴位。这些穴位不仅有"点"，还有"线"和"面"状。点状穴可采用揉、拿、点、捣等手法，如小天心及二人上马等。线状穴可采用推、提、捏等手法，如天河水及六腑等。面状穴可采用推运的手法，如八卦、运水入土等。为了方便学习及临床参考，在本节中讲述了取穴部位，操作方法与次数，功效与主治和临床应用。小儿推拿操作顺序，通常是先头面，次上肢，再胸腹、腰背，最后是下肢。也有根据病情轻重缓急或者患儿体位而定顺序先后，可以灵活掌握。

一、头颈部穴位

（一）攒竹（天门）

部　位	两眉中间至前发际成一直线。
操　作	以两手拇指桡侧或指腹自下而上交替直推，称为推攒竹，又称开天门（图2-2）。操作30~50次。
功　效	发汗解表、开窍醒脑、镇静安神。
主　治	感冒、发热无汗、头痛、惊惕不安、精神萎靡等病证。
临床应用	常用于外感外热，头痛等症，多与推坎宫、揉太阳等合用；若惊惕不安，烦躁不宁多与清肝经、按揉百会等合用。

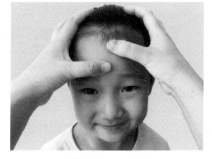

图2-2　开天门

（二）坎宫

部　位	自眉头起沿眉向眉梢成一横线。
操　作	以两手拇指指端分别自眉头起向眉梢作分推，称推坎宫（图2-3）。一般操作30~50次。

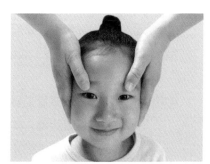

图2-3　推坎宫

功　　效	疏风解表、醒脑明目、止头痛。
主　　治	外感发热、头痛、目赤痛、惊风等症。
临床应用	常用于外感发热、头痛，多与推攒竹、揉太阳等合用；若用于治疗目赤痛，多和清肝经、清河水等合用。亦可推后点刺放血或用掐按法，以增强疗效。

（三）太阳

部　　位	眉后凹陷处。
操　　作	用中指指端揉该穴，称揉太阳或运太阳（图2-4）。向眼前方向揉为补，向耳后方揉为泻。以两手拇指桡侧自前向后直推，称推太阳。揉30~50次。
功　　效	疏风解表、清热、明目止头痛。
主　　治	感冒、发热、头痛、目赤痛、近视、惊风等病证。
临床应用	推太阳主要用于外感发热。若外感表实头痛用泻法；若外感表虚、内伤头痛用补法。

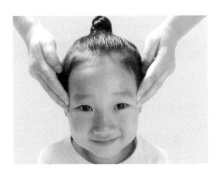

图2-4　揉太阳

（四）耳后高骨

部　　位	耳后入发际高骨下凹陷中。
操　　作	用两手拇指或中指指端揉之，称揉耳后高骨（图2-5）。操作30~50次。
功　　效	发汗解表，除烦安神。
主　　治	感冒头痛、烦躁不安、惊风等证。
临床应用	揉耳后高骨主要能疏风解表，治感冒头痛，多与推攒竹、推坎宫、揉太阳等合用；亦能安神除烦，治神昏烦躁等证。

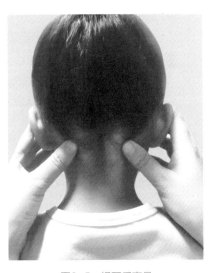

图2-5　揉耳后高骨

（五）人中

部　　位	人中沟中线上1/3与下2/3交界处。
操　　作	用拇指指甲掐该穴，称掐人中（图2-6）。一般掐5下或醒后即止。
功　　效	开窍醒神。
主　　治	不省人事、惊厥、抽搐、窒息等证。
临床应用	主要用于急救，对于人事不省、窒息、惊厥或抽搐时，掐之有效，多与掐十宣、掐老龙等合用。

（六）百会

部　　位	后发际正中直上7寸，从两耳尖直上，头正中线取之。
操　　作	医者一只手扶患儿头部，另一只手拇指指端按揉该穴，称揉百会（图2-7）。一般揉30～50次。
功　　效	安神镇惊、升阳举陷、止头痛。
主　　治	头痛、目眩、惊风、遗尿、脱肛、夜寐不安等证。
临床应用	百会为诸阳之会，治疗惊风、惊厥、烦躁等症，多与清肝经、清心经、掐揉小天心等合用；治疗遗尿、脱肛等证，常与补脾经、补肾经、推三关、揉丹田等合用。

（七）天柱骨

部　　位	颈后发际正中至大椎穴成一直线。
操　　作	医者一只手食指、中指并拢，用指腹由上而下直推，称推天柱骨（图2-8）。或用汤匙边蘸水自上向下刮，称刮天柱骨。一般推100～500

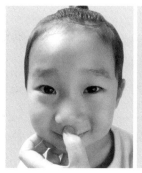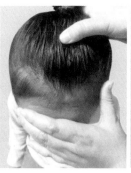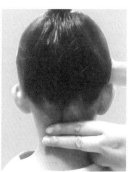

图2-6 掐人中　　　　图2-7 揉百会　　　　图2-8 推天柱骨

次；刮至皮下轻度瘀血即可。

功　　效　降逆止呕、祛风散寒。

主　　治　呕吐恶心、外感发热、颈项僵痛、后头痛、惊风、咽痛等证。

临床应用　治疗呕吐多与横纹推向板门、揉中脘等合用，单用本法亦有效，但推拿次数须多才行；治疗外感发热、颈项强痛等症多与拿风池、掐揉二扇门等同用；用刮法多以酒盅边沾姜汁或凉水自上向下刮、至局部皮下有轻度瘀血即可。

（八）风池

部　　位　后发际（颈椎上部）两侧凹陷处。

操　　作　医者位于患儿身后，以两手之四指贴患儿头侧，两手拇指指端按揉本穴，称揉风池（图2-9）。或用拇指拿之，称拿风池。揉30～50次；拿3～5次。

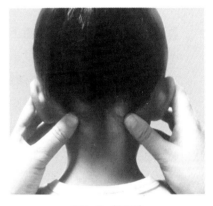

图2-9　揉风池

功　　效　发汗解表、祛风散寒。

主　　治　感冒头痛、发热无汗、颈项强痛等病证。

临床应用　本法对发汗效果显著，往往立见汗出，若再配合推攒竹、掐揉二扇门等，发汗解表之力更强。

（九）印堂

部　　位　两眉连线的中点处。

操　　作　左手扶患儿头部，右手拇指指端推之，称推印堂。推30～50次，或以拇指指甲掐之，称掐印堂（图2-10）。一般掐3～5下，功效醒脑提神、祛风通窍。

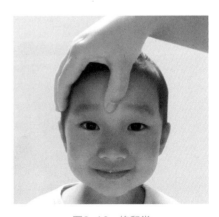

图2-10　掐印堂

功　　效	发汗解表、祛风散寒。
主　　治	感冒头痛、昏厥抽搐、慢惊风等证。
临床应用	治疗头痛感冒用推法；治疗惊厥用掐法。印堂还可作为望诊用，如印堂处青色主惊、惊泻，亦主热证。

（十）囟门

部　　位	前发际正中直上2寸，百会前骨凹陷中。
操　　作	以两手扶患儿头部，两手拇指自前发际向上交替推至囟门，再自囟门向两旁分推（图2-11）。若囟门未闭合时，仅推至边缘。操作各30～50次。
功　　效	镇惊、安神、通窍。
主　　治	头痛、惊风、头晕、目眩、鼻塞、神昏、烦躁、衄血等。
临床应用	多用于头痛、惊风、鼻塞等症。正常前囟在生后12～18个月之间才闭合，故临床操作时手法需注意，不可用力按压。

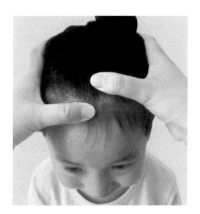

图2-11　推囟门

（十一）山根

部　　位	两目内眦之中。
操　　作	一只手扶儿头部，用另一只手拇指指甲掐之，称为掐山根（图2-12）。一般掐3～5下。
功　　效	开窍、定神、醒目。
主　　治	惊风、抽搐等证。
临床应用	掐山根多与掐人中、掐老龙等合用。本穴除用于治疗疾病外，还用于诊断，如见山根处青筋显著为脾胃虚寒或惊风。

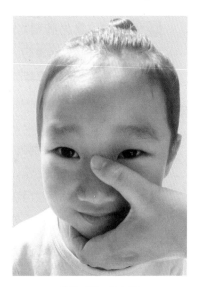

图2-12　掐山根

（十二）牙关（颊车）

部　　位	耳下1寸，下颌骨凹陷中。
操　　作	患儿取坐位，医者以两手指端按揉之，称为按牙关或揉牙关（图2-13）。一般6～10次。
功　　效	疏风、开窍、止痛。
主　　治	牙关紧闭、口眼歪斜、牙痛等证。
临床应用	按牙关主要用于牙关紧闭；若口眼歪斜，则多用揉牙关。

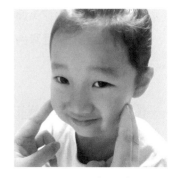

图2-13　揉牙关

（十三）迎香

部　　位	鼻翼旁0.5寸鼻唇沟中。
操　　作	用食指、中指或两手拇指指端按揉之，称揉迎香（图2-14）。操作20～30次。
功　　效	宣肺气、通鼻窍。
主　　治	鼻塞不通，鼻流清涕，呼吸不畅，口眼歪斜，急慢性鼻炎等病证。
临床应用	鼻为肺窍，穴居两侧，揉之能宣肺气，通鼻窍。用于感冒或慢性鼻炎等引起的鼻塞流涕，呼吸不畅，效果较好，多与清肺经、拿风池等合用。

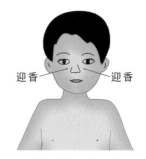

图2-14　迎香穴

（十四）桥弓

部　　位	在颈部两侧，沿胸锁乳突肌成一线。
操　　作	患儿取坐位，医者一只手扶患儿头侧，另一只手的手指、食指自上而下拿之，称为拿桥弓；或用拇指推法自上而下推之，称推桥弓；用抹法自上而下抹之，称为抹桥弓（图2-15）。拿3～5下；推或抹30～50次。

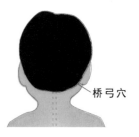

图2-15　桥弓穴

功　效	舒筋活络、调和气血。
主　治	先天性肌性斜颈、颈项强痛、惊风等病证。
临床应用	小儿主要用于肌性斜颈和惊风症，成年人可用于高血压。

二、胸腹部穴位

（一）天突

部　位	在胸骨上窝正中。
操　作	取患儿坐位：一只手扶患儿头侧，另一只手中指指端按或揉，称为按天突或揉天突（图2-16）。一般操作10~30次。
功　效	降逆平喘、理气化痰、止呕。
主　治	痰壅气急、咳喘胸闷、恶心呕吐等证。
临床应用	由于气机不利，痰涎壅盛或胃气上逆所致痰喘、呕吐，多与推揉腹中、揉中脘、运内八卦等合用。若用中指指端微屈向下、向里按，动作宜快，可使之吐。

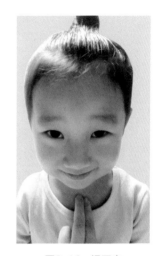

图2-16　揉天突

（二）膻中

部　位	在胸骨中线上，平第4肋间隙，正当两乳之间。
操　作	取患儿仰卧位或坐位，以两手拇指指端自穴中向两旁推至乳头，称为推膻中（图2-17）；用中指指端揉之，称为揉膻中（图2-18）。推、揉各50~100次。
功　效	宽胸理气、宣肺、止咳化痰。
主　治	胸闷、痰鸣咳嗽、吐逆等证。
临床应用	膻中穴为气之会穴，居胸中。推揉本穴对各种原因引起的胸闷、吐逆、痰喘咳嗽均有效。治疗呕吐、嗳气常与运内八卦、横纹推向板门、分腹阴阳等合用；治疗喘咳常与推肺经、揉肺俞等合用；治疗痰吐不利常和揉天突、按揉丰隆穴合用。

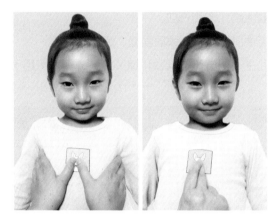

图2-17 推膻中   图2-18 揉膻中

（三）乳旁

部　　位	乳外旁开0.2寸。
操　　作	两手四指扶患儿之两胁，再以两手拇指于穴位上揉之，称揉乳旁。揉30～50次。
功　　效	宽胸理气、止咳化痰。
主　　治	胸闷、咳嗽、痰鸣、呕吐等证。
临床应用	揉乳旁与揉乳根均有宽胸理气，止咳化痰的作用，临床上多两穴配用，以食指、中指同时操作。

（四）乳根

部　　位	乳下0.2寸。
操　　作	以两手四指扶患儿两胁，再以两手拇指于穴位上揉之，称揉乳根。揉30～50次。
功　　效	宣肺理气、止咳化痰。
主　　治	咳喘、胸闷、痰鸣等证。
临床应用	见乳旁穴。

（五）中脘

部　　位	在前正中线上，脐上4寸。

操　作	用掌根按揉之，称揉中脘（图2-19）；用食指、中指指端自喉往下推至中脘或自中脘向上直推至喉下，称为推中脘，又称推胃脘；用掌心或四指摩之，称摩中脘。

功　效 健脾和胃、消食和中、降逆止呕。

主　治 腹泻、呕吐、腹痛、腹胀、食欲不振等证。

临床应用 推中脘自上而下操作，有降胃气作用，主治呕吐恶心；自下而上操作，有涌吐作用。多与按揉足三里、推脾经等合用。

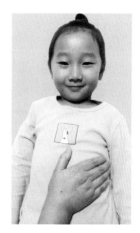

图2-19　揉中脘

（六）腹

部　位 在腹部。

操　作 取患儿仰卧或坐位；用两手拇指指端沿肋弓角边缘或自中脘至脐，向两旁分推，称分推腹阴阳（图2-20）；用掌面或四指摩之，称摩腹（图2-21）。分推100~200次；摩腹3~5分钟。

功　效 分推腹阴阳可降逆止呕、和胃消食；摩腹可健脾止泻、通便。

主　治 伤食呕吐、恶心、腹胀、便秘、泻泄等证。

临床应用 顺时针摩腹（自右下腹向上向左方向）为泻，逆时针（自左下腹向上向右方向）为补，常与捏脊、按揉足三里合用，作为小儿保健手法。

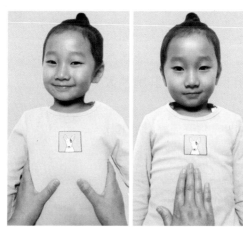

图2-20　分推腹阴阳　　　图2-21　摩腹

（七）天枢

部　位　肚脐旁开2寸。

操　作　取患儿仰卧位；用食指、中指指端按揉之，称揉天枢（图2-22）。一般操作50～100次。

功　效　疏调大肠、理气消滞。

主　治　腹泻、便秘、腹胀、腹痛、食积不化等证。

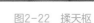

图2-22　揉天枢

临床应用　常用于治疗急慢性胃肠炎及消化功能紊乱引起的腹泻、呕吐、食积、腹胀、大便秘结等证。临床上，天枢与脐同时操作时，可以中指按脐、食指与无名指各按两侧天枢穴同时揉动。

（八）胁肋

部　位　从腋下两胁至天枢处。

操　作　取患儿坐位；两手掌从患儿两腋下搓摩至天枢处，称为搓摩胁肋（图2-23）。搓摩50～100次。

功　效　顺气化痰、除胸闷、开积聚。

主　治　胸闷、腹胀、食积、痰喘气急、疳积、胁痛、肝脾肿大等证。

临床应用　搓摩胁肋，性开而降，对小儿由于食积、痰壅、气逆所致的胸闷、腹胀等有效。若肝脾肿大，则须久久搓摩，非一日之功，但对中气下陷，肾不纳气者宜慎用。

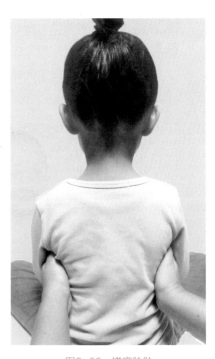

图2-23　搓摩胁肋

（九）脐（神阙）

部　位	肚脐。

操　作　用中指指端揉之，称揉脐（图2-24）。用手掌或手指摩之，称摩脐，揉100~300次，摩3~5分钟。

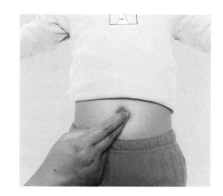

图2-24　揉脐

功　效　温阳散寒、补益气血、健脾和胃、消食导滞。

主　治　腹泻、便秘、腹痛、疳积等症。

临床应用　临床上揉脐、摩腹、推上七节骨、揉龟尾常配合应用，简称"龟尾七节，摩腹揉脐"，治疗腹泻效果较好。

（十）丹田

部　位　在小腹部脐下2.5寸。

操　作　取患儿仰卧位，用掌摩之，称摩丹田（图2-25）；用拇指或中指指端揉之，称揉丹田；用指端按之，称按丹田。摩2~3分钟；揉100~300次，按0.5~1分钟。

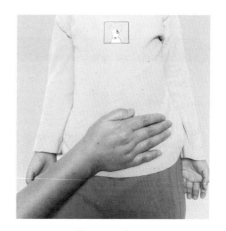

图2-25　摩丹田

功　效　培肾固本、温补下元、分清别浊。

主　治　小腹胀痛、癃闭、小便短赤、遗尿、脱肛、便秘、疝气等证。

临床应用　多用于小儿先天不足，寒凝少腹及腹痛、疝气、遗尿、脱肛等证，常与补肾经、推三关、揉外劳等合用。揉丹田对尿潴留有一定效果，临床上常与推箕门、清小肠等合用。

（十一）肚角

部　位　脐下2寸（右门）旁开2寸大筋。

| 操　　作 | 仰卧位取穴；用拇指、食指、中指三指深入拿之，称拿肚角，同时向偏内上方做一推、一拉、一紧、一松的轻微动作为一次（图2-26）；用拇指或中指指端按之，称按肚角。拿、按各3～5次。 |

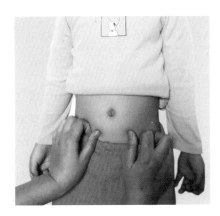

图2-26　拿肚角

| 功　　效 | 健脾和胃、理气消滞止痛。 |
| 主　　治 | 受寒、伤食引起的腹痛、腹泻等证。 |

| 临床应用 | 按、拿肚角是止腹痛的要法，对各种原因引起的腹痛均可应用，特别是对寒痛、伤食效果更好。本法刺激较强，一般拿3～5次即可，不可拿得时间太长。为防止患儿哭闹影响手法的进行，可在诸手法推毕，再拿此穴。 |

三、腰背部穴位

（一）大椎

部　　位	在第7颈椎棘突下。
操　　作	用中指或拇指指端揉之，称揉大椎（图2-27）。医者用双手拇指、食指将其周围的皮肤捏起，向穴中挤去，称为捏挤大椎。揉30～50次；捏挤至局部皮肤充血或紫红瘀斑为度。
功　　效	清热解表、通经活络。
主　　治	发热、感冒、项强、咳嗽、百日咳等。
临床应用	揉大椎有清热解表的作用，主要用于感冒、发热、项强等

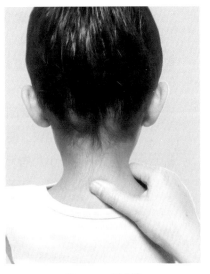

图2-27　揉大椎

证。此外用提捏法，以屈曲的食指、中指蘸清水在穴位上提捏，至局部皮下出现轻度瘀血为止，对百日咳有一定的疗效。

（二）肩井

部　位	在大椎与肩峰连线的中点，肩部筋肉处。
操　作	取患儿坐位，用拇指与食指、中指对称用力提拿本穴，称拿肩井（图2-28）。用指端按之，称按肩井。拿3~5次；按0.5~1分钟。
功　效	宣通气血、发汗解表。
主　治	感冒、惊厥、上肢抬举受限等证。
临床应用	多用于治疗结束后的总收法，也可用于感冒、上肢痹痛等证。

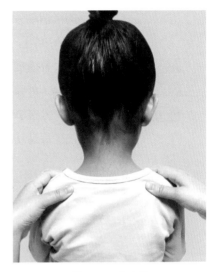

图2-28　拿肩井

（三）风门

部　位	第2胸椎棘突下旁开1.5寸。
操　作	以食指、中指指端揉之，称揉风门（图2-29）。揉20~50次。
功　效	疏风解表、宣肺止咳。
主　治	风寒感冒、咳嗽气喘、鼻塞等病证。
临床应用	揉风门主要用于外感风寒，咳嗽气喘。临床上多与清肺经、揉肺俞、推揉膻中等配合应用。

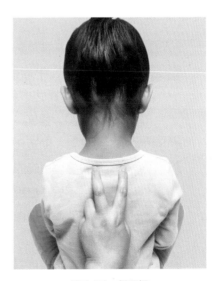

图2-29　揉风门

（四）肺俞

部　　位	在第3胸椎棘突下旁开1.5寸。
操　　作	以食指、中指指端或两手拇指指端揉之，称揉肺俞（图2-30）；用两手拇指指端分别自肩胛骨内缘由上向下做分向推动，称为分推肩胛骨（图2-31）。揉50～100次；分推100～200次。
功　　效	调肺气、补虚损、止咳嗽。
主　　治	咳嗽气喘、外咳不愈、痰鸣、胸闷腹痛、发热等。
临床应用	揉肺俞、分推肺俞，多用于呼吸系统病症。如久咳不愈，按揉肺俞时可加沾少许盐粉，效果更好。

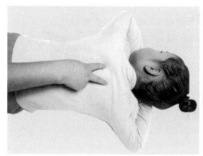 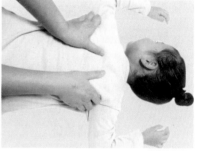

图2-30　揉肺俞　　　　　　　　　图2-31　分推肩胛骨

（五）脾俞

部　　位	在第11胸椎棘突下旁开1.5寸。
操　　作	以食指、中指指端或两手拇指指端揉之，称揉脾俞（图2-32）。揉50～100次。
功　　效	健脾胃、助运化、祛水湿。
主　　治	脾胃虚弱引起的呕吐、腹泻、食欲不振、疳积、四肢乏力、肌肉消瘦、慢惊风及水肿、黄疸等证。

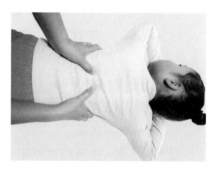

图2-32　揉脾俞

临床应用	常治疗脾胃虚弱，乳食内伤，消化不良等症，多与推脾经、按揉足三里等合用。

（六）胃俞

部　位	在第12胸椎棘突下旁开1.5寸。
操　作	以食指、中指指端或两手拇指指端揉之，称揉胃俞（图2-33）；用指端按之，称按胃俞。揉50～100次；按0.5～1分钟。
功　效	和胃健脾、理中降逆。
主　治	胃脘疼痛、呕吐、腹胀、慢性腹泻、消化不良等证。
临床应用	按之治胃痛，除食积；揉之治胃虚；按揉结合可用于和胃降逆，理中健脾。

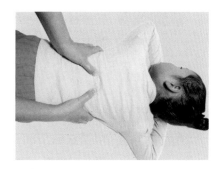

图2-33　揉胃俞

（七）肾俞

部　位	第2腰椎棘突下旁开1.5寸。
操　作	用食指、中指指端揉之，或用两手拇指揉之，称揉肾俞（图2-34）。揉50～100次。
功　效	滋阴壮阳，补益肾气。
主　治	肾虚腹泻、气喘、遗尿，阴虚便秘，少腹痛，下肢痿软乏力，慢性腰背痛。
临床应用	常用于肾虚腹泻，或阴虚便秘，或下肢瘫痪等症，多与揉上马、补脾经，或推三关等合用。

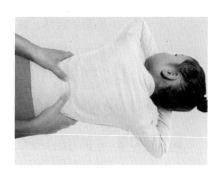

图2-34　揉肾俞

（八）腰俞

部　位	在第3腰椎棘突下旁开3.5寸（即腰眼）凹陷中。
操　作	以两手拇指或食指、中指指端揉之，称揉腰眼（图2-35）。揉20～30次。

功 效	通经活络。
主 治	腰痛、下肢瘫痪。
临床应用	按揉腰俞能通经活络，多和于腹痛及下肢瘫痪。

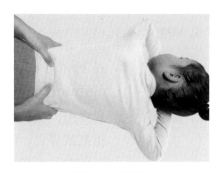

图2-35 揉腰眼

（九）脊椎

部 位	大椎至龟尾成一直线。
操 作	用捏法自下而上捏之，称捏脊；用食指、中指指腹自上而下做直推法，称为推脊。捏脊一般捏3～5遍，每捏三下再将脊背皮肤提一下，称为捏三提一法。在捏脊前先在背部轻轻按摩几遍，使肌肉放松。推脊一般操作100～300次。
功 效	调阴阳、理气血、和脏腑、通经络、培元气、壮身体。
主 治	疳积、腹泻、呕吐、便秘、惊风、夜啼等。
临床应用	①本法单用名捏脊疗法，不仅常用于小儿疳积、腹泻等病证，还可应用于成年人失眠、肠胃病、月经不调等病证。本法操作时亦旁及足太阳膀胱经脉，临床应用时可根据不同的病情，重提或按揉相应的背部俞穴，能加强疗效。②推脊柱穴从上至下，能清热，多与清河水、退六腑、推涌泉等合用。

（十）七节骨（七节）

部 位	在第4腰椎与尾骨端（龟尾）成一直线。
操 作	用拇指桡侧面或食指、中指指腹自下向上推之，称推上七节骨（图2-36），自上而下推，称推下七节骨。推100～300次。

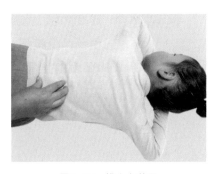

图2-36 推上七节骨

功 效	温阳止泻、泄热通便。
主 治	虚寒腹泻、多痢、肠热便秘、痢疾等证。

临床应用　①推上七节骨能温阳止泻，多用于虚寒腹泻、久痢等证。临床上常与按揉百会、揉丹田等合用，治疗气虚下陷的脱肛、遗尿等证。若属实热证，则不宜用本法，用后多令小儿腹胀或出现其他变证。②推下七节骨能泻热通便，多用于肠热便秘，或痢疾等证。若腹泻属虚寒者，不可用本法，恐防滑泄。

（十一）龟尾

部　位　尾椎骨端。

操　作　用中指或拇指指端揉，称揉龟尾（图2-37）。揉100～300次。

功　效　通调督脉之经气，调理大肠之功能。既能止泻，又能通便。

主　治　腹泻、便秘、脱肛等证。

临床应用　龟尾穴即督脉经之长强穴，揉之能通调督脉之经气，调理大肠的功能。穴性平和，能止泻，也能通便。多与揉脐、推七节骨配合应用，以治腹泻、便秘等证。

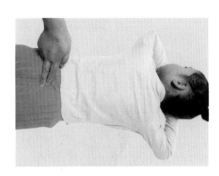

图2-37　揉龟尾

四、上肢部穴位

（一）脾经

部　位　拇指末节螺纹面。

操　作　用左手握患儿之左手，同时以拇指、食指捏住患儿拇指，使之微屈，再用右手拇指自患儿拇指尖推向拇指根，称为补脾经（图2-38）；若将患儿拇指伸直，自拇指根推向指尖，称为清脾经（图2-39）；若来回用力推之，称为清补脾经。一般操作100～500次。

功　效　健脾补气、清热利湿、化痰止咳、和胃消食。

主　治　腹泻、食欲不振、黄疸、痢疾、胃脘痞满。

临床应用 补脾经能健脾胃，补气血。主治脾胃虚弱、气血不足引起的腹泻、食欲不振、肌肉消瘦、消化不良等病证。清脾经则清热利湿，化痰止呕。主治湿热熏蒸、皮肤发黄、恶心呕吐、腹泻、痢疾等症。清补脾经能和胃消食，增进食欲，主治脾胃不和引起的胃脘痞满、吞酸恶食、腹泻呕吐等证。若湿热留恋，久不消退或外感发热兼湿者，可单用本法治之。注意：小儿脾胃薄弱，不宜攻伐太甚，在一般情况下，脾经穴多用补法，体壮邪实者方能用清法。小儿体虚，正气不足，患斑疹热病时，推补本穴，可使隐疹透出，但手法宜快，用力宜重。

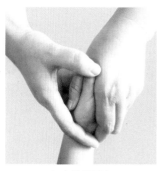 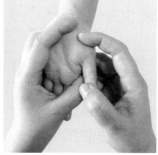

（a）旋推脾经　　　　　（b）屈指直推脾经

图2-38　补脾经

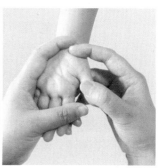

图2-39　清脾经

（二）肝经

部　　位 食指末节螺纹面。

操　　作 左手握住患儿之手，使其手指向上，手掌向外，然后再用右手拇指掌面由下而上直推，称清肝经（图2-40），若由上而下直推或旋推之，称补肝经。操作100～500次。

功　　效 平肝泻火，息风镇惊，解郁除烦。

主　　治 惊风抽搐、烦躁不安、目赤肿痛、五心烦热等证。

临床应用 补肝经一般不常用，若肝虚应补时则需补后加清，或以补肾经代之，称为滋肾养肝法。

（三）心经

部　　位 中指末节螺纹面。

操　　作 以左手握住患儿之手，使其中指向上，手掌向外，然后再以右手拇指自患儿中指末节向指尖方向直推，称清心经（图2-41）；由指尖向指根方向直推或旋推，称补心经。操作100～500次。

| 功 效 | 清热退心火。 |

| 主 治 | 高热面赤、口舌生疮、小便短赤、惊风、惊吓。 |

| 临床应用 | 常用于心火旺盛而引起的高热神昏、面赤口疮、小便短赤等，多与清天河水、清大肠等合用。本穴宜用清法，不宜用补法，恐动心火之故。若气血不足而见心烦不安，睡卧露睛等证，需用补法时，可补后加清，或以补脾经代之。 |

（四）肺经

| 部 位 | 无名指末节螺纹面。 |

| 操 作 | 医者左手握住患儿之左手，使其无名指向上，手掌向外，然后用右手拇指指腹，自无名指末节根部向指尖方向直推，称清肺经（图2-42）；由指尖向指根方向直推或旋推，称为补肺经。操作100～500次。 |

| 功 效 | 清肺经能宣肺清热、止咳化痰；补肺经能补益肺气。 |

| 主 治 | 感冒发热、咳嗽气喘、痰鸣、胸闷、鼻下、鼻流浊涕等证。 |

| 临床应用 | 补肺经用于肺气虚损、咳嗽气喘，虚汗怕冷等肺经虚寒证；清肺经用于感冒发热及咳嗽、气喘、痰鸣等肺经实热证。 |

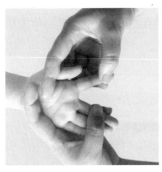 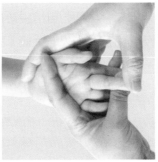 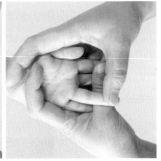

图2-40 清肝经 　　　　图2-41 清心经 　　　　图2-42 清肺经

（五）肾经

| 部 位 | 在小指末节螺纹面。 |

| 操 作 | 先以左手握住患儿之左手，使手掌向上。再以右手拇指，从患儿小指 |

尖推至掌根，称为清肾经（图2-43）；由掌根直推至小指尖，称为
补肾经（图2-44）。一般操作100～500次。

功　　效　清利下焦湿热；滋肾壮阳、强筋健骨。

主　　治　膀胱蕴热、小便短赤、腹泻及小儿肾炎等病证。

临床应用　补肾经用于先天不足、久病体虚、肾虚久泻，多尿、遗尿，虚汗喘息
等证。清肾经用于膀胱蕴热，小便赤涩等证。临床上肾经穴一般多用
补法，需用清法时，也多以清小肠代之。

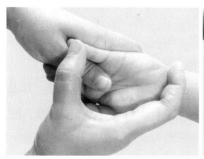 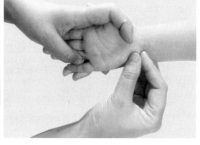

图2-43　清肾经　　　　　　　　　　图2-44　补肾经

（六）大肠经

部　　位　在食指桡侧缘，由指尖至虎口成一直线。

操　　作　以左手握住患儿之左手，使掌侧置；再以右手食指、中指挟住患儿拇
指，然后用拇指桡侧面，自指尖直推至虎口为补，称为补大肠（图
2-45）；反之为清，称为清大肠（图2-46）；若来回推之，称为清
补大肠。一般操作100～300次。

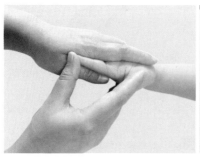 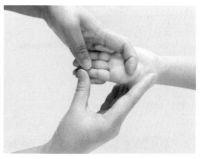

图2-45　补大肠　　　　　　　　　　图2-46　清大肠

功　　效	温中止泻、涩肠固脱；清热利湿导滞。
主　　治	腹泻、痢疾、脱肛等证。
临床应用	补大肠能涩肠固脱，温中止泻，用于虚寒腹泻、脱肛等病证。清大肠能清利肠腑，除湿热、导积滞，多用于湿热，积食滞留肠道，身热腹痛，痢下赤白，大便秘结等症。本穴又称指三关，可用于诊断。

（七）小肠经

部　　位	在小指尺侧边缘，自指尖至指根成一直线。
操　　作	从指尖向指根方向直推为补，称为补小肠（图2-47）；反之则为清，称为清小肠。操作100～300次。
功　　效	补小肠可滋阴补虚；清小肠可清热利尿。
主　　治	小便短赤、多尿、遗尿、尿闭、水泻、口舌生疮等证。
临床应用	清小肠能清利下焦湿热，泌清别浊，多用于小便短赤不利，尿闭，水泻等症。若心经有热，移热于小肠，以本法配合清天河水，能加强清热利尿的作用。若属下焦虚寒，多尿、遗尿，则宜用补小肠之法。

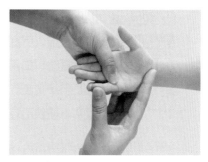

图2-47　补小肠

（八）肾顶

部　　位	在小指顶端。
操　　作	医者以拇指或中指指端按揉之，称揉肾顶（图2-48）。揉100～500次。
功　　效	收敛元气，固表止汗。
主　　治	自汗、盗汗、解颅、大汗淋漓不止等证。
临床应用	揉肾顶能收敛元气，固表止汗，对自汗、盗汗或大汗淋漓不止等证均有一定的疗效。

（九）肾纹

部　　位	以手掌面，小指第2指间关节横纹处。
操　　作	以中指或拇指指端按揉之，称揉肾纹（图2-49）。揉100～500次。

| 功　　效 | 祛风明目，散瘀结。 |

| 主　　治 | 目赤肿痛、热毒内陷、鹅口疮等证。 |

| 临床应用 | 主要用于目赤肿痛或热毒内陷，瘀结不散所致的高热，呼吸气凉，手足逆冷等证。 |

（十）掌小横纹

| 部　　位 | 在掌面小指根下，尺侧掌纹头。 |

| 操　　作 | 以中指或拇指指端按揉之，称揉掌小横纹（图2-50）。揉100～500次。 |

| 功　　效 | 清热散结，宽胸宣肺，化痰止咳。 |

| 主　　治 | 痰热咳喘、口舌生疮、百日咳、肺炎。 |

| 临床应用 | 主要用于喘咳，口舌生疮等，为治疗百日咳、肺炎的要穴。临床上用揉掌小横纹治疗肺部湿性啰音，有一定的疗效。 |

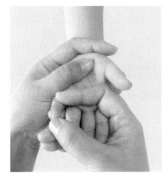 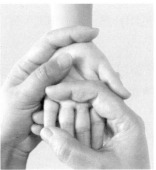 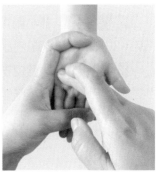

图2-48　揉肾顶　　　　　　图2-49　揉肾纹　　　　　　图2-50　揉掌小横纹

（十一）小横纹

| 部　　位 | 在手掌掌面食指、中指、无名指、小指的掌指关节横纹处。 |

| 操　　作 | 用拇指侧向食指或小指的掌指关节横纹处，来回推之，称推小横纹（图2-51）；以拇指指甲依次掐之，继以揉之，称为掐小横纹。推100～300次；掐3～5下。 |

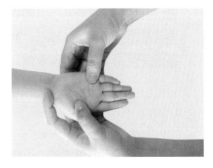

图2-51　推小横纹

功　　效	退热、消痈、散结。
主　　治	脾胃热结、口唇破裂、口疮、腹胀、发热、烦躁等证。
临床应用	主要用于脾胃热结、口唇破烂及腹胀等证。临床上用推小横纹治疗肺部干性啰音，有一定疗效。

（十二）四横纹

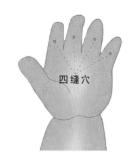

图2-52　四横纹穴

部　　位	掌面食指、中指、无名指、小指的第一指向关节横纹处（图2-52）。
操　　作	患儿四指并拢，医者以拇指指端从食指横纹处推向小指横纹处，称推四横纹；拇指指甲依次掐揉之，称掐四横纹。推100～300次；掐3～5下。
功　　效	退热除烦，散瘀结。
主　　治	疳积、腹胀腹痛、气血不和、消化不良等证。
临床应用	多用于疳积、腹胀、气血不和、消化不良等证。常与补脾经、揉中脘等合用。也可用毫针或三棱针点刺本穴出血以治疗疳积，效果也佳。

（十三）运土入水

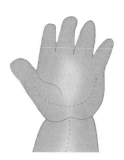

图2-53　运土入水

部　　位	手掌面，拇指桡侧经手掌边，小指掌面稍偏尺侧至尖端。
操　　作	以左手握住患儿之左手手指，使手掌朝上，同时拇指、食指捏住患儿拇指，再用右手拇指侧面，自患儿拇指端循手掌边缘，向上推运至小指端为1遍（图2-53）。一般操作100～300遍。
功　　效	清脾胃湿热，利尿止泻。
主　　治	湿热内蕴、少腹胀满、小便短赤、呕吐泄泻、便秘、痢疾等证。
临床应用	常用于新病、实证，如因湿热内蕴而见少腹胀满、小便赤涩、泄泻痢疾等证。

（十四）运水入土

| 部　位 | 手掌面，小指尺侧缘沿手掌边缘至拇指桡侧尖端成一弧形曲线。 |

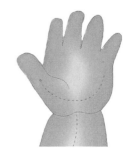

图2-54　运水入土

操　作	左手握住患儿之左手手指，使手掌朝上，用右手拇指侧面，自患儿小指端循手掌边缘，向上推运至拇指端为1遍（图2-54）。操作100～300遍。
功　效	健脾助运，润燥通便。
主　治	脾胃虚弱、肚大青筋、腹胀、食欲不振、泻痢等证。
临床应用	多用于因脾胃虚弱而见完谷不化，腹泻痢疾、疳积、便秘等证。

（十五）胃经

| 部　位 | 拇指掌面近掌端第一节。 |
| 操　作 | 用拇指或食指、中指自掌根推向拇指根部，称清胃经（图2-55）；旋推胃经为补胃经。操作100～500次。 |

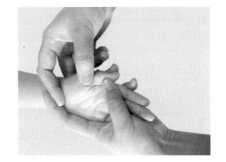

图2-55　清胃经

功　效	清胃经可和胃降逆，除烦止渴；补胃经能健脾胃，助运化。
主　治	恶心呕吐、烦渴善饥、呃逆、嗳气、吐血衄血、食欲不振、腹胀、口臭、便秘等证。
临床应用	清胃经可用于胃火上亢引起的衄血等证。临床上多与清脾经、推天柱骨、横纹推向板门等合用，治疗脾胃湿热，或胃气不和所引起的上逆呕恶等症；若胃肠实热、脘腹胀满、发热烦渴、便秘纳呆，多与清大肠、退六腑、揉天枢、推下七节骨等合用。补胃经临床上常与补脾经、揉中脘、摩腰、按揉足三里等合用，治疗脾胃虚弱、消化不良、纳呆腹胀等证。

（十六）板门

部 位	在手掌大鱼际平面。

操 作 用左手托住患儿之左手，再以右手食指、中指挟住患儿的拇指，然后用拇指指端运之或揉之，称为揉板门或运板门（图2-56）；用右手拇指侧面自板门推向大横纹，称板门推向横纹（图2-57）；若以右手拇指侧面自大横纹推向板门，又称为横纹推向板门。揉、推各100~300次。

功 效 健脾和胃、消食化滞；止泻、止呕。

主 治 乳食停积、腹胀腹泻、食欲不振、呕吐、嗳气等证。

临床应用 揉板门能健脾和胃，消食化滞，通达上下之气，多用于乳食停积，食欲不振或嗳气。板门推向横纹能止泻，主治乳食停滞引起的腹泻及各种泄泻。横纹推向板门则能止呕吐，主治胃气上逆而致的各种呕吐，多与推天柱骨配用，加强止呕吐疗效。

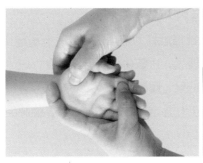

图2-56 揉板门

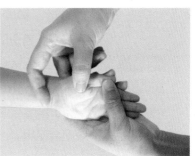

图2-57 板门推向横纹

（十七）内劳宫

部 位 在掌心中，屈指当中指与无名指之间的中点。

操 作 以左手握患儿之四指，使手伸直，再以右手食指、中指夹住患儿之拇指，然后以中指指甲掐揉之，称掐揉内劳宫；以拇指自小指根部掐运起，经掌小

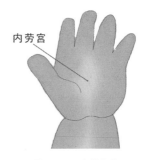

内劳宫

图2-58 内劳宫穴

横纹、小天心至内劳宫，称运内劳宫（图2-58），又称为水底捞明月。

功　效　清热除烦，息风凉血。

主　治　发热、五心烦热、口舌生疮、烦渴、齿龈糜烂、便血等证。

临床应用　揉内劳宫能清热除烦，用于心经有热而致口舌生疮、发热、烦渴等证。运内劳宫为复合手法，能清虚热，对心、肾两经虚热最为适宜。

（十八）内八卦

部　位　以掌中心为圆心，从圆心至中指根横纹约2/3处为半径，画一圆圈，八卦穴即在此圆圈上。

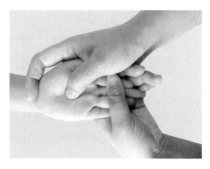

图2-59　顺运内八卦

操　作　以左手持患儿左手之四指，使掌心向上，同时拇指按定离卦，再以右手食指、中指夹住患儿之拇指，然后用拇指顺时针掐运，称顺运内八卦（图2-59）；若逆时针掐运称为逆运内八卦。一般操作100～500次。

功　效　顺运八卦能宽胸理气，止咳化痰，行滞消食；逆运八卦能降气平喘。

主　治　咳嗽痰喘、胸闷纳呆、腹胀呕吐等。

临床应用　临床上顺运与逆运八卦合用，可与推脾经、推肺经、揉板门、揉中脘等配合使用。

（十九）小天心

部　位　在大小鱼际交接处凹陷中。

操　作　以中指指端揉之，称揉小天心（图2-60）；以拇指指甲掐之，称掐小天心；以中指指尖或屈曲的指间关节捣，称捣小天心。揉100～300次；掐、捣各5～20下。

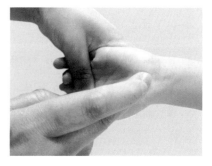

图2-60　揉小天心

功　效　清热、镇惊、利尿、明目、安神。

主　　治	目赤肿痛、口舌生疮、惊惕不安、小便短赤等证。
临床应用	揉小天心能清热、镇惊、利尿、明目，主要用于心经有热而致目赤肿痛、口舌生疮、惊惕不安；或心经有热，移热于小肠而见小便短赤等证。此外对新生儿硬皮症，黄疸，遗尿，水肿，疮疖，痘疹欲出不透亦有效。掐、捣小天心能镇惊安神。主要用于惊风抽搐，夜啼，惊惕不安等证。若见惊风眼翻、斜视，可配合掐老龙、掐人中、清肝经等合用。眼上翻者则向下掐、捣；右斜视者向左掐、捣；左斜视者向右掐、捣。

（二十）总筋

部　　位	在掌后腕横纹中点。
操　　作	一只手握患儿手指，另一只手拇指指甲掐之，称掐总筋；以拇指或中指指端揉之，称揉总筋（图2-61）。掐3~5下；揉100~300次。
功　　效	清心经热、散结止痉。
主　　治	口舌生疮、潮热、夜啼、牙痛等证。
临床应用	临床上多与清天河水、清心经配合，治疗口舌生疮、潮热、夜啼等实热证。操作时手法宜快，并稍用力。治疗惊风抽掣多用掐法。

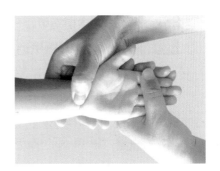

图2-61　揉总筋

（二十一）大横纹

部　　位	仰掌，掌后横纹。近拇指端称阳池，近小指端称阴池。
操　　作	用两手拇指自掌后横纹中（总筋）向两旁分推，称为推大横纹，又称分阴阳（图2-62）。自两旁（阴池、阳池）向总筋合推，称合阴阳。推30~50次。
功　　效	分阴阳可平衡阴阳、调和气血、行滞消食；合阴阳可化痰散结。

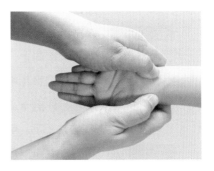

图2-62　分阴阳

| 主　治 | 寒热往来、烦躁不安、乳食停滞、腹胀、腹泻、呕吐、痢疾、痰结喘嗽、胸闷等证。 |

| 临床应用 | 分阴阳多用于阴阳不调，气血不和而致寒热往来，烦躁不安，以及乳食停滞，腹胀，腹泻，呕吐等证。亦有用于痢疾，有一定效果。但在操作时，如实热证阴池宜重分，虚寒证阳池宜重分。合阴阳多用于痰结喘嗽，胸闷等证，若本法配揉肾纹，清天河水能加强行痰散结的作用。 |

（二十二）老龙

| 部　位 | 在中指指甲后一分处。 |

| 操　作 | 以拇指指甲掐之，称掐老龙（图2-63）；掐5下，或醒后即止。 |

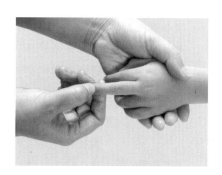

图2-63　掐老龙

| 功　效 | 开窍醒神。 |

| 主　治 | 急惊风，高热抽搐，不省人事。 |

| 临床应用 | 掐老龙主要用于急救。若急惊暴死，掐之知痛有声者易治，不知痛而无声者，一般难治。 |

（二十三）十王

| 部　位 | 在十指尖端指甲内赤白肉际处。 |

| 操　作 | 以左手握患儿之手，使手掌向外，手指向上，再以右手拇指指甲先掐患儿中指，然后逐指掐之，称掐十王（图2-64）。各掐3~5下，或醒后即止。 |

| 功　效 | 清热，醒神，开窍。 |

| 主　治 | 高热惊风、抽搐、昏厥、两目上视、烦躁不安、神呆等证。 |

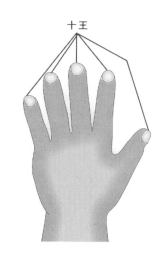

图2-64　十王

临床应用　掐十王主要用于急救。多与掐人中、掐老龙、掐小天心等合用。

（二十四）二扇门

部　位　在手背中指根本节两侧凹陷处。

操　作　以食指、中指指端揉之，称揉二扇门；令患儿手掌向下，医者两手食指、中指固定患儿腕部，无名指托其手掌，然后用两手拇指指甲掐之，继而揉之，称掐二扇门（图2-65）。揉100～500次；掐3～5下。

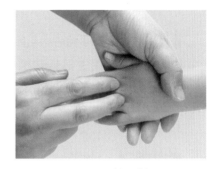

图2-65　掐二扇门

功　效　发汗透表，退热平喘。

主　治　伤风，感冒，发热无汗，痰喘气阻，呼吸不畅，急惊风，口眼歪斜。

临床应用　揉二扇门是发汗效法。揉时要稍用力，速度宜快，多用于风寒外感，本法与揉肾顶、补脾经、补肾经等配合应用，适宜于平素体虚外感者。

（二十五）上马（二人上马）

部　位　在手背无名指及小指掌指关节后凹陷中。

操　作　以左手握住患儿之左手，使手心向下，再以右手拇指指甲掐之，称掐上马；以拇指指端揉之，称揉上马（图2-66）。掐3～5下；揉100～500次。

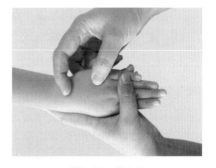

图2-66　揉上马

功　效　滋阴补肾，顺气散结，利水通淋。

主　治　虚热喘咳、小便短赤不利、遗尿、脱肛、腹痛、牙痛、睡时磨牙、消化不良等证。

临床应用　主要用于阴虚阳亢，潮热烦躁，牙痛，小便赤涩淋沥等证。本法对体质虚弱，肺部感染有干性啰音，久不消失者配揉小横纹；湿性啰音配揉掌小横纹，多揉有一定疗效。

（二十六）外劳宫

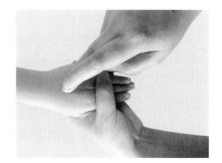

图2-67 揉外劳宫

部　位　在手背中，与内劳宫相对处。

操　作　用中指指端揉之，称揉外劳宫（图2-67）；以拇指指甲掐之，称掐外劳宫，揉100～300次；掐3～5下。

功　效　温阳散寒，升阳举陷，兼能发汗解表。

主　治　腹痛肠鸣、腹泻腹胀、风寒感冒、鼻塞流涕、痢疾、脱肛、遗尿、疝气等证。

临床应用　临床上揉法为多，揉外劳宫主要用于一切寒证，不论外感风寒，鼻塞流涕以及脏腑积寒，完谷不化，肠鸣腹泻，寒痢腹痛，疝气等皆宜，且能升阳举陷，故临床上也多配合补脾经、补肾经、推三关、揉丹田等治疗脱肛、遗尿等证。

（二十七）五指节

部　位　在手指背面，五指的第一指间关节处。

操　作　以左手握患儿之左手，使掌面向下，然后用右手拇指指甲掐小指或从拇指依次掐之，继以揉之，称掐五指节（图2-68）；以拇指、食指

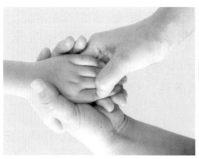

图2-68 掐五指节

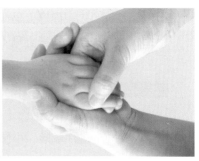

图2-69 揉五指节

揉搓之，称揉五指节（图2-69）。掐各3~5下；揉搓30~50次。

| 功　效 | 祛风痰、通关窍、安神镇惊。 |

| 主　治 | 惊风、惊惕不安、胸闷、咳嗽、风痰、吐涎等证。 |

| 临床应用 | 掐五指节主要用于惊惕不安，惊风等证，多与清肝经、掐老龙等合用；揉五指节主要用于胸闷、痰喘、咳嗽等证，多与运内八卦，推揉膻中等合用。 |

（二十八）威灵

| 部　位 | 在手背第2、3掌骨歧缝间。 |

| 操　作 | 以拇指指甲掐之，继以揉之，称为掐威灵（图2-70）。5~10次，或醒后即止。 |

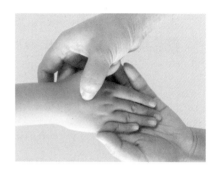

图2-70　掐威灵

| 功　效 | 祛风痰、通关窍、安神镇惊。 |

| 主　治 | 惊风。 |

| 临床应用 | 主要用于急惊暴死、昏迷不醒时的急救。 |

（二十九）精宁

| 部　位 | 在手背第4、5掌骨歧缝间。 |

| 操　作 | 以拇指指甲掐揉之，称掐精宁（图2-71）。掐5~10次。 |

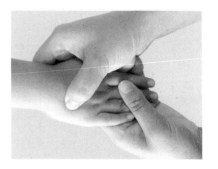

图2-71　掐精宁

| 功　效 | 行气，破结，化痰。 |

| 主　治 | 痰食积聚、气吼痰喘、干呕、疳积及急惊昏厥等证。 |

| 临床应用 | 本法多与掐威灵合用，用于昏迷不醒，以加强开窍醒神之作用。体虚者宜慎用，如必须应用时多与补脾、推三关、捏脊等同用，以免克削太甚，元气受损。 |

（三十）左端正

部　位	在中指指甲根桡侧，旁开1分处。
操　作	以拇指指甲掐之或揉之，分别称掐左端正（图2-72）或揉左端正。掐3~5下；揉50~100次。
功　效	升提中气，止泻，醒神开窍。
主　治	水泻、痢疾、惊风。
临床应用	揉左端正能升提，主要用于水泻、痢疾等证。

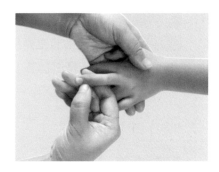

图2-72　掐左端正

（三十一）右端正

部　位	在中指指甲根尺侧，旁开1分处（赤白肉际处）。
操　作	用拇指指甲掐之或揉之，分别称掐右端正或揉右端正。掐3~5下；揉50~100次。
功　效	降逆止呕、止血。
主　治	恶心呕吐、鼻出血等证。
临床应用	揉右端正能降逆止呕，主要用于胃气上逆而引起的恶心呕吐等症。并用于小儿惊风，常与掐老龙、清肝经合用。本穴对鼻衄有良效，用细绳由中指第3节横纹起扎至指端（不可过紧），扎好后患儿静卧。

（三十二）外八卦

部　位	在手背外劳宫周围，与内八卦相对处。
操　作	以拇指做顺时针方向掐运，称运外八卦（图2-73）。操作100~300次。
功　效	宽胸理气，通滞散结。
主　治	胸闷，腹胀，便秘等证。
临床应用	临床上多与摩腹、推揉膻中等合用，治疗胸闷、腹胀、便结等证。

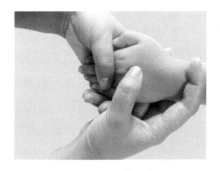

图2-73　运外八卦

（三十三）一窝风

| 部　位 | 在手背腕横纹正中凹陷处。 |

操　作　以中指或拇指指端按揉之，称揉一窝风（图2-74）。揉100～300次。

功　效　温中行气，止痹痛，利关节。

主　治　腹痛、肠鸣、关节痹痛、伤风感冒等。

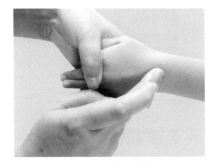

图2-74　揉一窝风

临床应用　常用于受寒，食积等原因引起的腹痛等证，多与拿肚角、推三关、揉中脘等合用。本法亦能发散风寒，宣通表里，对寒滞经络引起的痹痛或感冒风寒等证也有效。

（三十四）膊阳池

部　位　在手背一窝风后3寸处。

操　作　以左手托住患儿之左手，使掌面向下，再以右手拇指指甲掐之，继以揉之，称为掐膊阳池；或以中指端揉之，称揉膊阳池（图2-75）。掐3～5下；揉100～300次。

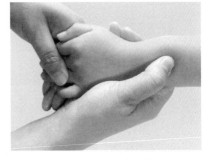

图2-75　揉膊阳池

功　效　止头痛、通大便、利小便。

主　治　大便秘结、小便短赤、感冒头痛等证。

临床应用　掐、揉膊阳池能止头痛，通大便，利小便，特别对大便秘结，多揉之有显效，但大便滑泻者禁用；用于感冒头痛，或小便赤涩短少多与其他解表、利尿法同用。

（三十五）洪池

部　位　肘横纹中点。

操　作　一只手拇指按于穴位上，一只手拿其四指摇之，称按摇洪池（图

2-76）。摇5～10下。

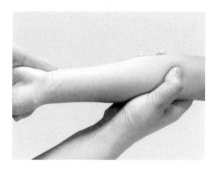

图2-76　按摇洪池

功　效	调和气血，通调经络。
主　治	气血不和、关节痹痛等证。
临床应用	用于上肢气血阻滞不通的病证。

（三十六）斗肘

部　位	肘关节、鹰嘴处。
操　作	以左手拇指、食指、中指三指托患儿肘部，以右手拇指、食指叉入虎口，同时用中指按小鱼际中点，然后屈患儿之手，上下摇之，称摇斗肘。摇20～30下。
功　效	通经活血，行气化痰。
主　治	痹痛、痞块、痰嗽、急惊等证。
临床应用	用于痹证、痞满及食积。

（三十七）三关

部　位	前臂桡侧，阳池至曲池成一直线。
操　作	以食指、中指指腹，自腕推向肘，称推三关（图2-77）。推100～500次。
功　效	温阳散寒，发汗解表。

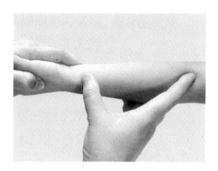

图2-77　推三关

主　治	腹痛腹泻、畏寒、四肢乏力、病后体虚、斑疹白、疹出不透及风寒感冒等一切虚、寒病证。
临床应用	临床上治疗气血虚弱，命门火衰，下元虚冷，阳气不足引起的四肢厥冷，面色无华，食欲不振，疳积，吐泻等症。多与补脾经、补肾经、揉丹田、捏脊、摩腹等合用。对感冒风寒，怕冷无汗或疹出不透等证，多与清肺经、推攒竹、掐揉二扇门等合用。此外对疹毒内陷，黄疸，阴疽等证亦有疗效。

（三十八）天河水

部　　位	前臂正中，腕横纹至肘横纹成一直线。
操　　作	以食指、中指指腹自腕横纹推向肘横纹，称为清天河水（图2-78）。先以运内劳宫法运之，然后屈患儿四指向上，以左手握住，再以食指、中指顶端自内关、间使循天河向上一

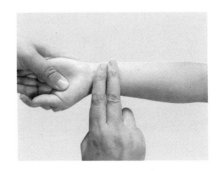

图2-78　清天河水

起一落地打至洪池，同时用口吹气随之，称打马过天河；用食指、中指指腹，自内劳宫推向肘横纹，称为推天河水。操作100～300次。

功　　效	清热解表，泻火，除烦。
主　　治	外感发热、内热、潮热、烦躁不安、口渴、弄舌、惊风等证。
临床应用	本穴性微凉，清热而不伤阴，善清卫分、气分之热。主要用于治疗热性病证。如五心烦热，口燥咽干，唇舌生疮，夜啼等证；对于感冒发热，头痛，恶风，汗微出，咽痛等外感风热者，也常与推攒竹、推坎宫、揉太阳等合用。打马过天河清热之力大于清天河水，多用于实热，高热等证。

（三十九）六腑

部　　位	前臂尺侧缘，腕横纹至肘横纹成一直线。
操　　作	以左手握其腕部，用另一只手拇指指腹或食指、中指指面自肘横纹推向腕横纹，称为推六腑或退六腑（图2-79）。推100～300次。
功　　效	清热、凉血、解毒。
主　　治	高热、烦渴、惊风、鹅口疮、木舌、重舌、咽痛、疖腮、大

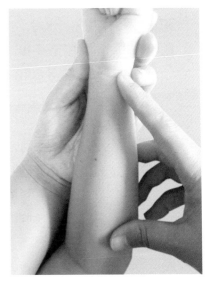

图2-79　退六腑

便秘结干燥等一切实热病证。

临床应用 本穴性寒凉，善清营分、血分之热。对温病邪入营血，脏腑郁热积滞，壮热烦渴，腮腺炎及肿毒等实热证均可应用。本穴与补脾经合用，有止汗的效果。若患儿平素大便溏薄，脾虚腹泻者，本法慎用。

五、下肢穴位

（一）箕门

部　位 在大腿内侧，膝盖上缘至腹股沟成一直线。

操　作 让患儿仰卧，将腿伸直，医者位于患儿身旁，一只手扶患儿之膝；另一只手食指、中指并拢，自膝关节内侧向上推至腹股沟，称为推箕门（图2-80）。推100～300次。

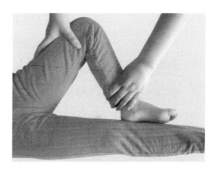

图2-80　推箕门

功　效 利尿。

主　治 癃闭、水泻、小便赤涩不利等证。

临床应用 推箕门性平和，有较好的利尿作用。用于尿潴留，多与揉丹田、按揉三阴交等合用；用于小便赤涩不利，多与清小肠等合用。

（二）膝眼

部　位 在髌骨之下两旁凹陷中。

操　作 让患儿下肢伸直，以右手拇指、食指相对用力拿之，继以揉之，称拿膝眼（图2-81）。拿5～10次。

功　效 止惊，通络。

主　治 惊风抽搐、下肢痿软。

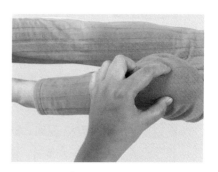

图2-81　拿膝眼

临床应用 多用于镇静安神及下肢经络闭阻的病证。

（三）百虫

部 位 膝上内侧，股骨内缘，血海上1寸处。

操 作 以拇指按之，称按百虫；以拇指指端揉之，称为揉百虫；拿之称拿百虫（图2-82）。按0.5~1分钟；揉30~50次；拿3~5次。

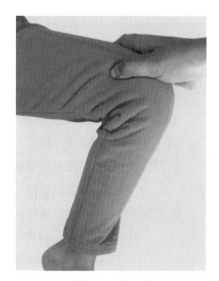

图2-82 拿百虫

功 效 通经络、止抽搐。

主 治 下肢痿软、瘫痪、痹痛及四肢抽搐等证。

临床应用 多用于下肢瘫痪及痹痛等症，常与拿委中、按揉足三里等合用。若用于惊风、抽搐，手法刺激宜重。

（四）三阴交

部 位 内踝上3寸处。

操 作 以拇指指端或食指指端按揉之，称按揉三阴交（图2-83）。操作100~200次。

功 效 健脾胃，利湿热。

主 治 癃闭，遗尿，小便频数，短赤不利，下肢痹痛，惊风及消化不良等病证。

临床应用 主要用于泌尿系统病症，如遗尿、癃闭等，常与揉丹田、推箕门等合用，亦常用于下肢痹痛、瘫痪等。

（五）解溪

部 位 在踝关节横纹之中点，两筋之间凹陷处，属足阳明胃经。

操 作	以拇指指端揉之，称为揉解溪；以拇指指甲掐之，称为掐解溪（图 2-84）。揉50~100次；掐3~5下。
功 效	解痉、止吐。
主 治	踝关节屈伸不利、惊风及吐泻等病证。
临床应用	用于镇静、解痉、调整胃肠及局部疼痛性疾病。

（六）足三里

部 位	外膝眼（犊鼻穴）下3寸，胫骨前嵴外1横指处。
操 作	以拇指指端按揉之，称为揉足三里（图2-85）。一般揉30~50次。
功 效	健脾胃、助运化、强壮身体。
主 治	脘腹胀满、腹痛肠鸣、呕吐腹泻、食欲不振、大便秘结、面黄肌瘦、慢脾风及喘促、痰多等病证。
临床应用	本穴能健脾和胃，调中理气，导滞通络。多用于消化系统病症，常与推天柱、分腹阴阳配合治疗呕吐，与推上七节骨、补大肠治脾虚腹泻，且常与捏脊、摩腹等配合应用，作为小儿保健。

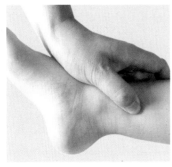 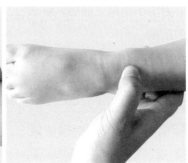 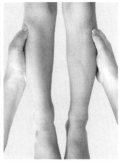

图2-83 按揉三阴交　　　　图2-84 掐解溪　　　　图2-85 揉足三里

（七）前承山

| 部 位 | 外膝眼下8寸（上巨虚下2寸），距胫骨前1横指处。 |
| 操 作 | 以拇指指甲掐之或拿之，称为掐前承山（图2-86）或拿前承山；以拇指指端揉之，称揉前承山（图2-87）。掐3~5下；揉50~100次；拿0.5~1分钟或3~5次。 |

功　　效　止惊，舒筋，通络。

主　　治　急惊，抽搐，角弓反张，腓肠肌痉挛及关节疼痛等病证。

临床应用　掐揉本穴主治抽搐。常与拿委中、按百虫、掐解溪等合用治疗角弓反张、四肢抽搐。

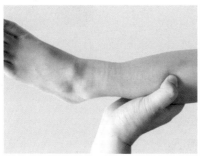 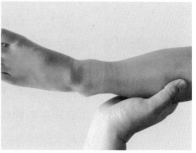

图2-86　掐前承山　　　　　　　　　　　　　图2-87　揉前承山

（八）后承山

部　　位　在腓肠肌腹（腿肚）下凹陷中（人字纹处），与前承山相对。

操　　作　以右手拇指拿之，称拿后承山（2-88）；以拇指指端揉之，称揉后承山（图2-89）。拿5～10次；揉50～100次。

功　　效　止抽搐，通经络。

主　　治　惊风抽搐、腿痛转筋、下肢痿软、腰痛、麻痹、腘筋挛急、腹泻便秘等病证。

临床应用　拿后承山能止抽搐、通经络，常与拿委中等配合治疗惊风抽搐，下肢痿软，腿痛转筋等。患儿大便秘结时，可下推承山；腹泻者可上推承山。

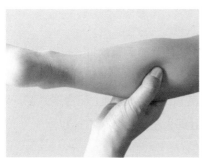 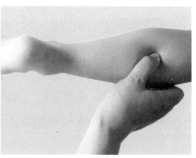

图2-88　拿后承山　　　　　　　　　　　　　图2-89　揉后承山

（九）委中

部　位	在腘窝中央，两筋中间。
操　作	以拇指、食指指端提拿钩拨腘窝中筋腱，称拿委中（图2-90）。一般拿3~5次。
功　效	止惊，通络。
主　治	惊风抽搐、下肢痿软及痹痛、腰背部疼痛等证。
临床应用	主要用于急救解痉、中风后遗症和太阳经脉的病证。

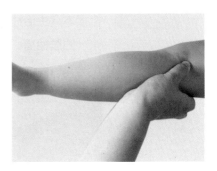

图2-90　拿委中

（十）昆仑

部　位	在外踝后缘与跟腱内侧的中间凹陷处。
操　作	以拇指指甲掐之，称掐昆仑；以拇指、中指相对用力拿之，称拿昆仑（图2-91）。掐3~5下，拿0.5~1分钟或3~5次。
功　效	止惊，通络。
主　治	惊风，抽搐，项强及踝部疼痛等病证。
临床应用	主要用于急救、解痉及局部疼痛性病证。

（十一）涌泉

部　位	屈趾，足掌心前正中凹陷中。
操　作	用拇指指腹向足趾方向直推，称推涌泉；用指端揉，称揉涌泉（图2-92）。推、揉各50~100次。
功　效	退虚热、上吐泻。
主　治	发热，五心烦热，呕吐，腹泻等病证。
临床应用	推涌泉能引火归元，退虚热。主要用于五心烦热，烦躁不安等证，常与揉上马、运内劳宫等配合应用。配合退六腑、清天河水亦能退实热。揉涌泉能治吐泻，左揉止吐、右揉止泻。

（十二）仆参

[部　　位]　在足跟外踝下凹陷中。

[操　　作]　用拿法拿之，称为拿仆参（图2-93）。一般拿3~5次，或醒后即止。

[功　　效]　醒神开窍。

[主　　治]　昏厥、惊风等病证。

[临床应用]　主要用于急救。

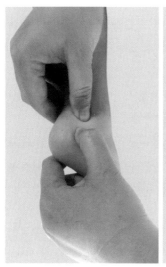
图2-91　拿昆仑

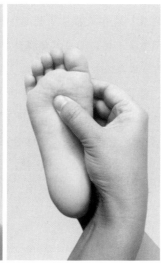
图2-92　揉涌泉

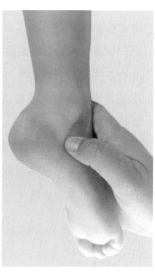
图2-93　拿仆参

第三节 常用的基本手法

小儿具有脏腑娇嫩、形气未充、肌肤柔弱的生理特点，推拿手法要求轻柔深透，平稳着实，适达病所，中病即止，不可竭力攻伐，所以要很好地进行手法练习，可参考成年人手法的方法练习。

随着小儿推拿技术的不断发展，成年人推拿中的不少手法已融汇至小儿推拿的治疗中，但有的手法虽和成年人手法一样，而在具体操作要求上却完全不同（如推法）。有些手法只用于小儿而不用于成年人（如运法）。

小儿推拿手法通常以推法、揉法次数为多，用摩法时间需长，掐法则重、快、少，在掐法之后常继用揉法，而按法及揉法也常配合应用。

在临证应用中，小儿推拿手法经常和具体穴位结合在一起，如补肺经即旋推肺经穴，清肺经即直推肺经穴，掐人中、揉中脘等。掐、拿、捏等手法较强，刺激量较大，通常放在最后操作，以免刺激过强使小儿哭闹，影响后来操作治疗。

（一）摩法

操作手法 以手掌面或食指、中指、无名指指面附着于一定部位或者穴位上，以腕关节连同前臂作顺时针或逆时针方向环形移动摩按，称为摩法。临证分指摩法和掌摩法。

（1）指摩法：用一只手食指、中指、无名指指腹附着于腹部做环形运动（图2-94），本法主要用于腹部及胸部，一般操作50~100次。

（2）掌摩法：用掌面附着于一定部位，以腕关节为中心，连同前臂做节律性的环旋运动（图2-95）。多用于腹部及胸部。一般操作100~300次或每分钟120次左右。

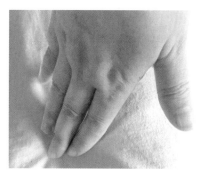
图2-94　指摩法

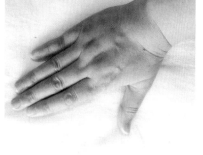
图2-95　掌摩法

主要功效　祛除寒邪，理气和中，健脾和胃，疏通经络，活血止痛，散瘀消积等。

注意事项　在摩法操作时，摩动的范围可以固定在一个点；也可以逐步扩大至一个区域。

（二）掐法

操作手法　用拇指指甲重刺穴位，称为掐法。操作时手握空拳，伸直拇指，以拇指指甲逐渐用力，垂直掐压穴位。治疗时，施掐部位上先置一薄布，以免刺破皮肤；掐后要轻揉表面，以缓解不适之感（图2-96）。一般掐3~5下。

主要功效　刺激穴位，疏通经脉，消肿散瘀，镇静安神，开窍等。

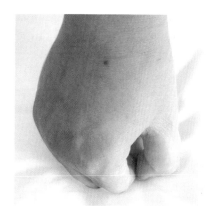
图2-96　掐法

注意事项　注意掐法易刺破皮肤，故掐动时可在按掐处铺一块洁净的薄布，掐后可配合做轻柔的按摩活动，以缓解疼痛。

（三）指推法

操作手法　用手指、掌等不同手势着力于患者一定部位，做推动的手法，称为推法，其中用指称指推法。由于所施部位、操作手法和治疗目的的不同，临证可分为直接法、旋推法以及分推法。

（1）直推法：用食指、中指指腹，或拇指桡侧或指腹在穴位上做直线推动（图2-97），频率为每分钟200～300次。操作时宜轻柔和缓，平稳着实，不要用力按压穴位。

（2）分推法：用两手拇指桡侧或指腹，自穴位向两旁做分向推动，或做"八"形推动（图2-98）。频率为每分钟50～100次。

（3）旋推法：患者坐位或卧位，医者以单手或双手指腹，固定在一定部位或穴位上旋转推运，持续均匀着力。操作时沉肩、屈肘、悬腕，以臂带腕，自如旋转，推而不滞，轻而不浮，指不离穴，掌不离经，反复旋推，以患者局部有温热舒适感为度（图2-99）。

主要功效 疏通经络，行气消瘀，放松皮肤，调节神经。

注意事项 肩和上肢放松，着力部位要紧贴体表的治疗部位。操作向下的压力要适中、均匀。压力过重，易造成皮肤折叠而破损。用力深沉平稳，呈直线移动，不可歪斜。推进的速度宜缓慢均匀，每分钟50次左右。

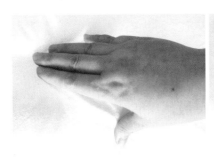

（a）拇指直推

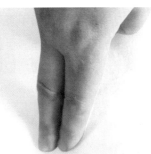

（b）食指、中指直推

图2-97　直推法

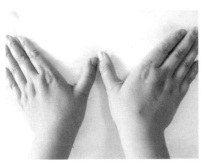

图2-98　分推法

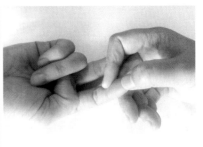

图2-99　旋推法

临床应用时，常在施术部位涂抹少许介质，使皮肤有一定的润滑度，利于手法操作，避免皮肤破损。

（四）拿法

操作手法 拿法是用拇指与食指、中指，或者拇指和四指相对用力，捏住治疗部位的肌筋，并逐渐用力内收，把肌筋提起，做轻重交替而连续的提捏动作，状如提物。拇指与食指、中指，或拇指与四指用力要对称，由轻到重，逐步加大力量，做提捏动作。分为三指拿法和五指拿法。

（1）三指拿法：用拇指和食指、中指捏住肌腱，然后对称用力向上提拿（图2-100）。

（2）五指拿法：用拇指和其余四指捏住一定部位，然后五指对称用力拿捏（图2-101）。

注意事项 操作时，腕关节要放松，动作要灵活而柔和，用指腹着力，不能用指端内抠。

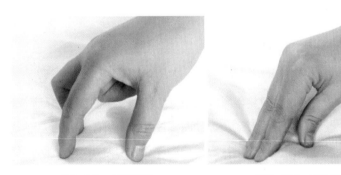

图2-100 三指拿法　　图2-101 五指拿法

（五）揉法

操作手法 用手指指腹或指端、或鱼际、或掌根在体表穴位做轻柔缓和的回旋转动。分为指揉法、掌揉法和鱼际揉法。

（1）指揉法：用拇指或食指指端，或用食指、中指、无名指指端着力，紧紧吸附在穴位上并做回环揉动（图2-102）。

（2）掌揉法：用掌根大鱼际、小鱼际部位着力在穴位上回环旋转揉动（图2-103）。

（3）鱼际揉法：仅用大鱼际部着力，在其穴位上回环频频揉动（图2-104）。

主要功效 宽胸理气，消积导滞，活血化瘀，疏通经络，消肿止痛，缓解疲劳等。

注意事项 注意揉法操作时，要将腕、臂放松，以腕关节与前臂一起做旋转活动。腕部活动的幅度可逐步扩大，下压时要轻柔。可在一处反复揉动，也可边按揉边移动手指，以肘为支点，前臂带动手指做轻柔和缓的活动；掌揉时，用前臂带动腕部做轻柔和缓的活动。

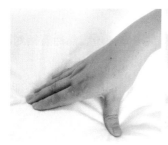 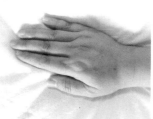 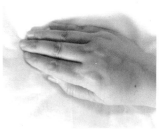

图2-102　指揉法　　　　　　图2-103　掌揉法　　　　　　图2-104　鱼际揉法

（六）擦法

操作手法 擦法是将手掌的大鱼际、掌根、掌面或小鱼际附着于肌肤，进行来回的直线擦动。擦动时要注意伸直腕关节，着力部分要紧贴皮肤，稍用力下按，进行直线往返擦动，用力要均匀，动作要连续。分为鱼际擦法、掌擦法、侧擦法。

（1）鱼际擦法：用手掌大鱼际或小鱼际做来回擦拭（图2-105）。

（2）掌擦法：用手掌做来回擦拭（图2-106）。

（3）侧擦法：用拇指外侧缘或食指、中指、无名指指腹面做来回擦拭（图2-107）。

主要功效 祛除寒邪，益气养血，活血通络，消肿止痛，祛风除湿，通经散寒，疏通气血等。

注意事项 操作时，用力要均匀，动作要连续。操作之前手上可搽少许润滑油；操作时不要过度用力，防止损伤皮肤。擦动时要注意伸直腕关节，着

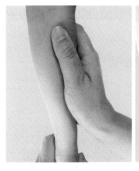
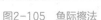
图2-105　鱼际擦法

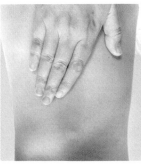
图2-106　掌擦法

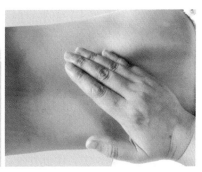
图2-107　侧擦法

力部分要紧贴皮肤，稍用力下按，进行直线往返擦动，用力要均匀，动作要均匀连续，呼吸自然，不可屏气。

（七）抹法

操作手法　抹法是用手指或手掌在身体的一定部位或穴位上进行抹动，有指抹和掌抹两种。用指腹着力，在某一部位上抹动的，称为"指抹"（图2-108）；用手掌着力，在一定部位上抹动的，称为"掌抹"。

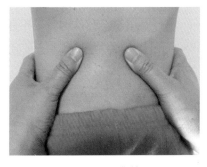
图2-108　指抹

主要功效　调和气血，疏通经络，祛除寒邪，理气和中，通利关节。

注意事项　抹法操作时，应轻重适宜，轻而不浮，重而不滞。

（八）捣法

操作手法　用中指指端，或屈曲的食指、中指的指间关节着力，做有节奏地叩击穴位，称捣法。捣击时指端富有弹性，击后立即抬起，一般捣5~20次（图2-109）。

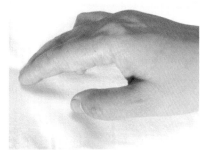
图2-109　捣法

注意事项 （1）叩击时指间关节要自然放松，以腕关节屈伸为主，用力要有弹性，不要用暴力。

（2）施术者要事先将指甲修剪圆钝，以免损伤小儿肌肤。

（九）运法

操作手法 用拇指或中指指端在一定穴位上，由此往彼做弧形或环形推动，称运法（图2-110）。要与推法相区别，此法比推法用力小而速度快。频率一般每分钟80～120次。

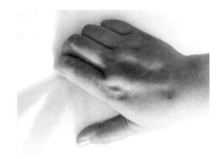

图2-110 运法

主要功效 消积导滞，活血化瘀，疏通经络，消肿止痛等。

注意事项 操作时宜轻不宜重，宜缓不宜急，在体表旋绕摩擦推动，不带动深层肌肉组织，不可跳跃拍击。

（十）捏法

操作手法 双手拇指指腹与食指桡侧偏峰，在脊椎表面及脊旁徐徐捻动，称为捏脊法。患者俯卧位，医者双手拇指在前、食指在后，横于骶尾部龟尾处，同时着力将皮肉捏起，循脊椎或脊旁两侧徐徐捻动上移，边捏边拿，边提边放，直至大椎。

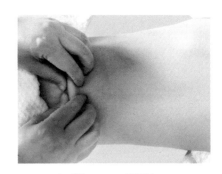

图2-111 捏脊法

再捻动3次可提1次，一般自龟尾至大椎往返3次。提或揪时有声作响。另一方法，可用拇指与食指，食指在前，拇指在后；或食指、中指指腹捏脊，操作方法同上，作用也基本相同。总之，在捏脊过程中应灵活用力，均匀着力，持续连贯操作（图2-111）。

主要功效 疏通气血，通达经络，祛除邪气。

注意事项 在操作时，捏拿皮肤的面积及力量，都要适中，捏拿面积过大，力量过重，会影响操作的速度，小儿也会感到过度的疼痛；而如果捏拿面积过小，力量过轻，孩子的皮肤容易松脱开，而且刺激性小，影响疗效。

（十一）搓法

操作手法 操作时以双手掌心挟住一定部位，相对交替用力作相反方向的来回快速搓动，同时作上下往返移动。

主要功效 调和气血，疏通经络，通利关节。

注意事项 （1）操作时两掌相对用力，前后交替摩动。

（2）动作要协调，柔和，均匀，摩动快，由上向下移动缓慢，但是不要间断。

（十二）弹拨法

操作手法 用拇指深按于治疗部位，做如弹拨琴弦样的往返拨动，称为弹拨法（图2-112）。

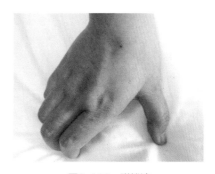

图2-112 弹拨法

（1）拇指深按程度依病变组织而定，通常要深按至所需治疗的肌肉、肌腱或韧带组织，当出现有酸胀、疼痛的指感后，再作与上述组织成垂直方向的往返拨动。如果单手拇指指力不足时，可以双手拇指重叠进行弹拨。

（2）本法对深部组织刺激较强，因此在使用本法后局部应加以轻快的揉摩手法，以缓解疼痛反应。

主要功效 缓解肌肉痉挛，松解组织粘连，舒筋通络，滑利关节，消肿止痛。

注意事项 在操作时应注意掌握"以痛有俞，无痛用力"的原则。先找患处最疼痛点→按住此点→转动患部肢体运动→找到痛点由痛变为不痛的"新体位"→施用拨法。

（十三）按法

操作手法 用拇指指腹、掌根或肘尖在一定部位或穴位上逐渐用力向下按压。分为指按法、掌按法和肘按法三种。按法常和揉法结合使用，称为按揉法。

（1）指按法：拇指指端或螺纹面（指腹）着力按压（图2-113，图2-114）。

（2）掌按法：全掌或掌根着力于体表一定部位后用力向下按压，可单手或双手重叠按压（图2-115，图2-116）。

（3）肘按法：屈肘，用肘尖按压（图2-117）。

主要功效 疏松肌筋，消除肌肉紧张，温中散寒，调和气血，抑制神经亢进，缓解神经性疼痛等。

注意事项 指按按压的方向要垂直向下，操作时应注意用力由轻到重，不要滑动，应持续力度，使穴位和其他疼痛部位产生温暖、舒适、酸胀等感觉，切忌用迅猛的暴力。按压结束时，不宜突然放松，应逐渐递减按压力量。

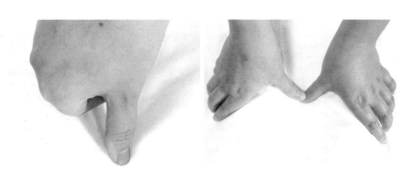

图2-113 指按法 图2-114 双拇指重叠指按法

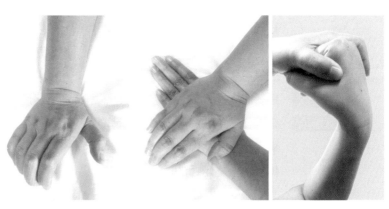

图2-115 单掌根按法 图2-116 双掌重叠按法 图2-117 肘按法

（十四）捻法

操作手法 用拇指、食指螺纹面夹持住穴位，两指相对像捻线般做搓揉动作，并在运动的过程中稍加用力。常应用于手部各指小关节处（图2-118）。

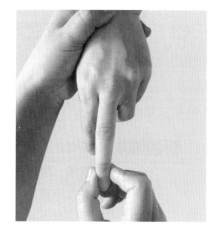

图2-118　捻法

主要功效 具有理筋通络，滑利关节的作用，常配合其他手法治疗指（趾）间关节的酸痛，肿胀或屈伸不利等症。

注意事项 捻法常与掐法、推法合用。施力时，拇指和食指的力量一定要柔和均匀，揉的力度要大，搓的力度要小。施力时的动作应灵活、快速，用力不可呆滞。

（十五）叩法

操作手法 是以中指指端或屈曲的食指、中指的指间关节着力，有节奏地叩击穴位的一种手法。患儿取坐位，操作者以一只手握住患儿食指、中指、无名指与小指，使手掌向上，以另一只手中指的指端或食指、中指屈曲后第1指间关节突起部着

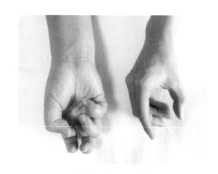

图2-119　叩法

力，前臂做主动运动，通过腕关节的屈伸运动带动着力部分做有节奏的叩击。捣击时指端富有弹性，击后立即抬起，一般叩5～20次（图2-119）。

主要功效 缓解肌肉痉挛，松解组织粘连，舒筋通络，滑利关节，消肿止痛。

注意事项 叩击时指间关节要自然放松，以腕关节屈伸为主，用力要有弹性，不要用暴力。操作者要事先将指甲修剪圆钝，以免损伤患儿肌肤。

第四节 常用的复式手法

（一）二龙戏珠法

操作手法 在前臂之正面以二指指端交互向前按捏，如"戏珠"之状而得名。手法要领：患儿取坐位，或者由家长抱坐怀中，医者坐其身旁。医者一只手拿捏患儿食指、无名指的指端，用另一只手按捏患儿阴池、阳池两穴，并由此边缓向上移动到曲池穴，如此操作5次左右。寒证重按阳穴，热证重按阴穴，一只手拿捏阴、阳两穴5~6次，同时另一只手拿捏患儿食指、无名指的指端摇动20~40次（图2-120）。

注意事项 本法操作时应注意两手的协调，使动作连贯、均匀，在按捏时注意手法力度不要太大，并可配合介质。

临床应用 本法功能调理阴阳、温和表里、通阳散寒、清热镇静，用于治疗寒热不和、四肢抽搐、惊厥等病证。

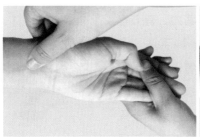 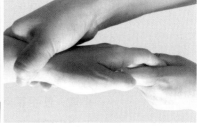

（a）拿捏 　　　　　　　　　（b）摇动

图2-120 二龙戏珠法

（二）凤凰展翅法

操作手法 该法是以形象命名。操作时一只手拿斗肘处，另一只手握患儿腕部上下摇动，状若凤凰展翅，因此得名。患儿坐位，或由家长抱坐怀中，医者坐其身旁。医者先用双手握患儿腕部，两手拇指分别按捏阴池、阳池穴后，向外摆动腕关节24次；再用左手托患儿斗肘部，右手握住手部上下摆动腕关节24次；最后左手托住斗肘，右手握住患儿腕部，并用拇指掐住虎口，来回屈曲腕关节24次（图2-121）。

注意事项 施术用力要适当，避免牵拉过度而损伤患儿腕、指关节，摇20~50次。

临床应用 本法能祛寒解表、和胃止呕，常用于感冒引起的发热、腹胀、食欲不振、呕逆等病证。

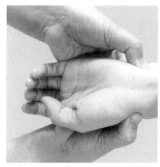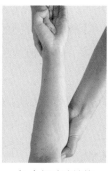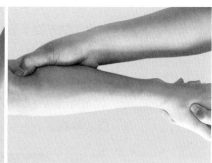

（a）按捏阴池、阳池　　　　（b）摆动腕关节　　　　　　（c）屈曲腕关节

图2-121　凤凰展翅法

（三）黄蜂入洞法

操作手法 该法是根据操作的形象而定名，将食指、中指的指端喻作黄蜂，以患儿两鼻孔喻作蜂巢，食指、中指指端紧贴在患儿两鼻孔下缘处一进一出揉动，似黄蜂飞入巢穴。医者用一只手轻扶患儿头部，使患儿头部相对固定；另一只手食指、中指着力，紧贴在患儿两鼻孔下缘处，以腕关节为主动，带动患儿鼻孔下缘皮肤作反复、不间断地上下揉动（图2-122）。揉动50~100次。

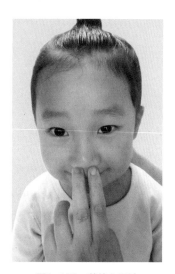

图2-122　黄蜂入洞法

注意事项 本法操作要均匀、持续，用力要柔和、缓慢。

临床应用 本法能发汗解表、宣肺通窍，用于外感风寒、发热无汗及急慢性鼻炎、鼻塞流涕、呼吸不畅等病证。

（四）双凤展翅法

操作手法 该法是以形象命名的，操作时用两手食指、中指夹患儿两耳向上提，若双凤展翅欲飞之状，因此得名。医者先用两手食指、中指夹患儿两耳，并向上提几次后，再用一只手或者两手拇指指端按掐眉心、太阳、听会、人中、承浆、颊车诸穴，每穴按掐各3~5次（图2-123）。

注意事项 施术手法不要太重，以患儿能够忍受为度。本法操作有提、掐、捻、捏、按诸法，穴位又多，要求按次序进行。向上提3~5次，按掐各3~5次。

临床应用 本法能祛风寒、散风热、镇咳化痰，治疗风寒感冒、风热感冒、咳嗽痰喘等病证。

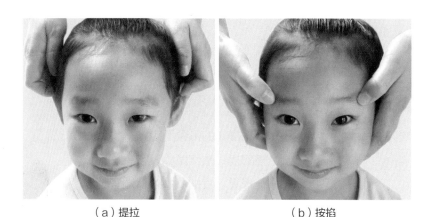

（a）提拉 　　　　　　　　　（b）按掐

图2-123　双凤展翅法

（五）黄蜂出洞法

操作手法 该法是以操作时的形象命名的。将左右两手拇指喻为黄蜂，医者"以左右二大指以阴阳处起，一撮一上"至内关穴，最后用拇指指甲掐坎宫、离宫穴，因此得名。患儿坐位，医者坐其身前，用一只手拿患儿四指，使掌面向上，用另一只手拇指指甲先掐内劳宫、总筋，再用两手拇指分手阴阳，然后用两手拇指在总筋穴处一撮一上至内关穴处，最后用拇指指甲掐坎宫、离宫穴（图2-124）。

注意事项 本作时应注意掐内劳宫、总筋等时次数不要太多，掐后加揉，避免损伤患儿皮肤。

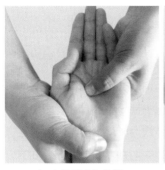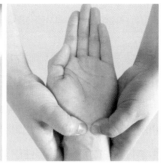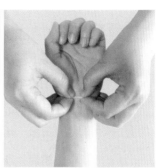

（a）掐劳宫和总筋　　　　　　（b）捏至内关　　　　　　（c）指甲掐坎宫、离宫穴

图2-124　黄蜂出洞法

临床应用　本法能发汗解表，用于治疗小儿外感、腠理不宣、发热无汗等病证。

（六）打马过天河法

操作手法　本法应是在天河穴上用"打马"法施术而得名。打者，指弹击点打、拍打等手法。马者其解有三：其一是从"中指午位属马"说；其二是指"二人上马穴"；其三是指操作时在天河穴自下而上，边打边向上行，因形似催马加鞭而得名。患儿取坐位或仰卧位，或由家长抱坐怀中，医者面对患儿取坐位，用一只手捏住患儿四指，掌心向上，用另一只手的中指指面运内劳宫后，再用食指、中指、无名指由总筋起沿天河水密密弹打至洪池穴，或者用食指、中指沿天河水弹击至肘弯处，边弹边轻轻吹凉气，自下而上弹击20~30遍（图2-125）。以指腹密密弹打天河水，用力应轻巧柔和，一般操作2~3遍。

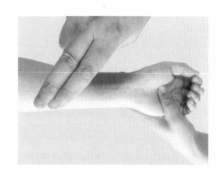

图2-125　打马过天河法

注意事项　用力应轻巧柔和。

临床应用　本法能清热通络、行气活血，用于治疗高热烦躁、神昏谵语、上肢麻木、惊风、抽搐等实热病证。

（七）苍龙摆尾法

操作手法 该法是以形象命名，将患儿手臂喻为龙，手指则为龙尾。操作时，医者一只手拿住斗肘处，另一只手拿患儿三指摇动，如摆尾状，因此得名。患儿取仰卧位，医者坐其身前，用一只手捏住患儿食指、中指、无名指三指，手心向上，另一只手自患儿总经穴沿天河水至斗肘穴来回搓揉几遍后，左手拿住斗肘处，右手握住患儿三指左右摇动，手心向下，如摆尾状（图2-126）。一般搓揉5~10次，摇动20~30次。

注意事项 若因搓揉次数较多，可配合使用滑石粉等润滑介质，避免擦伤小儿皮肤。

临床应用 本法能开胸顺气、退热通便，用于治疗胸闷发热、躁动不安、大便秘结等病证。

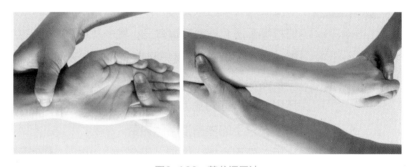

图2-126 苍龙摆尾法

（八）水底捞月法

操作手法 水底是指水底穴，"在小指旁，从指尖到乾宫外边皆是"；明月是指掌心内劳宫穴，本法操作时，施术者拇指"入内劳轻轻拂起，如捞明月之状"，因此得名。患儿取坐位或仰卧位，医者坐其身前，用一只手捏住患儿四指，将掌面向上，用冷水滴入患儿掌心内劳宫穴处，用另一只手的食指、中指固定患儿的拇指，以拇指螺纹面着力，紧贴患儿掌心作旋推法，或者由小指根处推起，经掌小横纹、水底穴、小天心、坎宫推至内劳宫，再用力揉运掌心十余下，再抬手，同时，边推运边用口对着掌心吹凉气（图2-127）。

注意事项 推运与吹凉气应同时进行，操作时用力应均匀有节律，反复操作3~5分钟。

临床应用 本法大凉，有清心、退热、泻火之功。用于治疗一切高热神昏、热入营血、烦躁不安、便秘等实热病证。

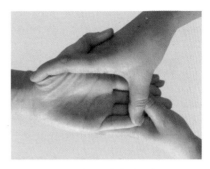

图2-127 水底捞月法

（九）揉耳摇头法

操作手法 该法的命名是把操作手法与治疗部位有机结合，并叙述其操作步骤，医者先捻揉小儿耳垂，再摇动小儿头颈，以开窍通关。医者先开天门，次分推太阴、太阳穴，然后掐天庭、眉心、山根、延年、准头、人中以及承浆各穴。最后用双手拇指、食指分别揉捏患儿两耳垂；再用两手捧住其头部轻轻摇动（图2-128）。揉捏患儿两耳垂20~30次，摇动20~30次。

注意事项 操作时应按照顺序次第进行，掐后加揉，摇动患儿头颈部时用力应轻巧，切忌使用暴力，以免导致患儿颈部肌肉或者小关节的损伤。

临床应用 本法主要用于头部，功能开窍通关、镇惊安神、调和气血，治疗小儿高热惊厥等病证。

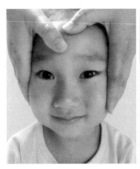
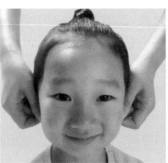
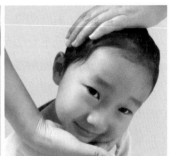

（a）开天门　　　　　　（b）揉捏耳垂　　　　　　（c）摇动

图2-128 揉耳摇头法

（十）丹凤摇尾法

操作手法 因中指属心，色赤，操作时以一只手掐患儿心经（即中指端），摇动中指，状若丹凤摇尾，因此得名。施术者用左手拇指、食指掐按患儿的内、外劳宫数次，右手拇指先掐中指端数次，以手心微出汗为佳，同时摇动中指（图2-129）。

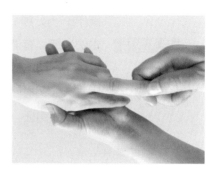

图2-129 丹凤摇尾法

掐按内、外劳宫5～10次，掐中指端15～30次。

注意事项 施术中摇指幅度不可过大，避免损伤掌指关节。

临床应用 本法能开窍镇惊，治疗热盛攻心、风火相煽以及惊风抽搐等病证。

（十一）老汉扳罾法

操作手法 该法是根据操作时的形象命名的。罾是一种用木棍或竹竿做支架的鱼网，本法操作时一只手拇指掐患儿拇指根部，另一只手"掐脾经摇之"，如同渔翁扳动鱼网之状，因此得名。施术者用左手拇指掐住患儿左手拇指根部，用右手拇指掐患

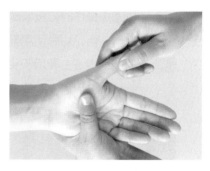

图2-130 老汉扳罾法

儿脾经穴，同时摇动拇指数次（图2-130）。掐揉50～100次，摇动20～40次。

注意事项 操作时手法应协调，掐、摇结合，力度适中，可掐后加揉。

临床应用 本法能健脾消食，用于治疗食积痞块、脘腹胀满、食少纳呆、疳积体瘦等病证。

（十二）猿猴摘果法

操作手法 该法是根据操作时的形象命名的，医者"以我两手大食二指"上提

小儿两耳尖若干次,"又扯两耳坠"若干次,如"猿猴摘果"之状,因此得名。施术者用食指、中指分别捏住患儿两耳尖,中指在前,食指在后向上提拉,再用拇指、食指指面捏住患儿耳垂,向下扯动(图2-131)。

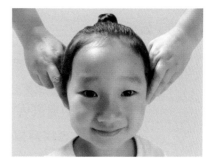

图2-131 猿猴摘果法

<blockquote>注意事项</blockquote> 拉扯动作均应柔和轻巧,向上提拉10~20次,向下扯动10~20次。

<blockquote>临床应用</blockquote> 本法施用于两耳部,具有健脾理气、消食化痰以及调整阴阳功效。可用于寒热往来、疟疾、痰痞、食积痞闷、惊悸怔忡等病证。

(十三)凤凰单展翅法

<blockquote>操作手法</blockquote> 该法是根据操作时的形象命名的。操作时施术者用右手单拿患儿中指,左手按掐患儿斗肘穴,"捏摇如数",因"似凤凰单展翅之状",因此得名。施术者用拇指先按患儿内劳宫、外劳宫,再用左手拇指分别按揉一窝风及总筋,同时右手握持患儿手部摇动手腕(图2-132)。按内劳宫、外劳宫50~100次,按揉一窝风及总筋各50~100次,摇动手腕20~30次。

<blockquote>注意事项</blockquote> 施术时动作宜快,稍用力,力度由轻至重,动作要连贯,防止用暴力。

<blockquote>临床应用</blockquote> 本法能行气消胀、益气补虚,治疗气虚发热、肺虚喘咳、胸闷气短等病证。

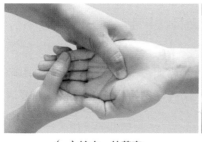
（a）按内、外劳宫

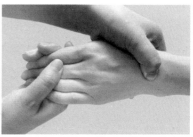
（b）摇动手腕

图2-132 凤凰单展翅法

（十四）取天河水法

操作手法 本法施术时，自"天河水"取
水，推运至掌心内劳宫穴，能
够"取凉退热"，因此得名。
施术者用拇指或食指、中指
指面蘸凉水自患儿洪池穴沿天
河水穴自上而下推至内劳宫穴
（图2-133），同时配合向手法
操作方向轻轻吹气。

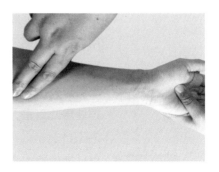

图2-133　取天河水法

注意事项 手法操作时，吹气与手法推动的动作要协调，操作次数通常
100～300次。

临床应用 本法性寒凉，有清热功效，能治疗一切热证。

（十五）引水上天河法

操作手法 该法是依据操作时的形象结合
穴位而命名的。医者将凉水
滴于腕横纹上，操作时从此
处"引水"，配合拍打及吹气
动作，从而将水自下而上引入
"天河"，因此得名。手法要
领：患儿取坐位或仰卧位，施
术者坐其身前侧。用一只手捏

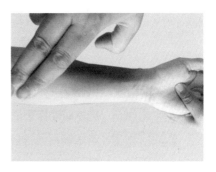

图2-134　引水上天河法

住患儿四指，将患儿前臂掌侧向上，将凉水滴于腕横纹上，用另一只
手食指、中指从腕横纹中间起，拍打至洪池穴止，一面拍打一面吹凉
气（图2-134）。

注意事项 本法操作须边吹气边拍打，吹、拍结合，单向施术，凉水滴在患儿
腕横纹中点处，吹气与拍打中，天河水穴均要沾湿。每次施术操作
100～300次。

临床应用 本法能清火退热、镇惊安神，用于一切热病发热，如咽喉肿痛、高热
神昏、痰扰神明、昏厥抽搐等病证。

（十六）飞经走气法

操作手法 本法施术时在前臂诸经之间弹击如飞，然后拿住阴、阳二穴，将患儿右手四指一伸一屈，"传送其气，徐徐过关"，因此得名。施术者用右手拿住患儿左手四指，用左手四指由曲池弹击至总筋处数次，再拿患儿手腕阴池、阳池二穴，右手将患儿左手四指一伸一屈，连续操作（图2-135）。

注意事项 操作时用力轻巧，弹击至前臂微微泛红，动作协调连贯，连续操作20次左右。

临床应用 本法能清肺利咽、化痰定喘，用于治疗失音、咽痛、咳喘以及外感风寒等病证。

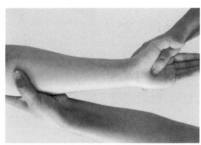 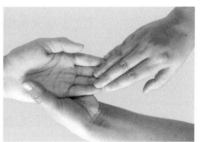

（a）弹至总筋 　　　　　　　　（b）四指伸曲

图2-135 飞经走气法

（十七）飞金走气法

操作手法 本法是根据其操作的功用而定名。将指为肺金穴所在，"金者，能生水也"，用此指蘸凉水置内劳宫，引劳宫水上天河去，并"以口吹气，如气走也，走气者，气行动也"，因此得名。先用凉水滴在患儿内劳宫处，然后施术者用中指做直推手法，蘸水沿前臂掌面正中天河水一线向上推动，同时施术者口中吹气，跟水上行，向前推3次，向后推1次（图2-136）。

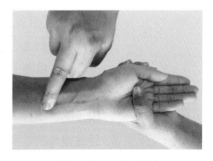

图2-136 飞金走气法

注意事项 本法操作须边吹边推，推动时自内劳宫向肘横纹推动3次，反方向推1次，动作协调连贯，连续操作20次左右。

临床应用 本法能清肺利咽、化痰定喘，用于治疗失音、咽痛、咳喘以及外感风寒等病证。

（十八）天门入虎口法

操作手法 该法将手法与操作部位及穴位有机结合起来命名。一说天门位于"大指尖侧"，而"大指、食指中间软肉处"为虎口，故操作时，从大指巅天门穴推入虎口穴，称为"天门入虎口"。施术者用拇指从患儿食指指端沿食指桡侧缘经大肠经

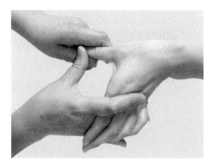

图2-137　天门入虎口法

推至虎口数次，再掐按虎口。或由施术者用拇指指面偏桡侧自患儿拇指尺侧缘推至虎口后，再做掐按（图2-137）。

注意事项 本法操作时应配合一定的介质，如滑石粉、葱姜汤等，避免擦伤患儿皮肤，掐按虎口时用力应柔和，掐后加揉，切勿损伤患儿皮肤。推30~50次，掐10次左右。

临床应用 本法具有健脾理气、消食除痞作用，治疗脾胃虚弱、腹胀腹痛、腹泻食积、食少纳呆、面黄肌瘦等病证。

（十九）按弦走搓摩法

操作手法 该法将手法和操作部位有机结合起来命名，并用生动的语言描述其操作过程。"弦者，勒肘骨也"，将肋骨喻之为弦，操作时"以我两手对小儿两肋上"，自上而下，"搓摩至腹角下"，因此得名。把患儿抱于怀中，将两上肢交叉搭在肩上，也可自然放于体侧，施术者在患儿身前，用双掌自患儿腋下沿两肋向下搓摩至肚角处，如此反复施术数次（图2-138）。

注意事项 手法操作时双手动作应协调，右手用力稍轻于左侧，避免损伤肝脏，方向应自上而下单向操作。每次搓摩50~100次。

临床应用　此法适用于两肋至肚角部位。具有理气化痰、健脾消积作用，用于治疗胸胁不畅、咳嗽气喘、痰涎壅盛、食积以及食滞等病证。

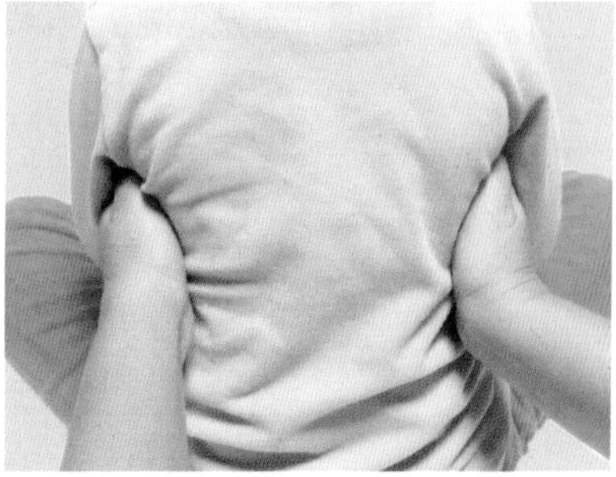

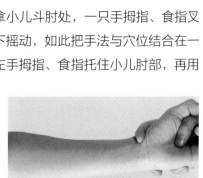

图2-138　按弦走搓摩法

（二十）摇斗肘法

操作手法　此法古人是以手法加穴位联合取名的。手法操作时，一只手拿小儿斗肘处，一只手拇指、食指叉入其虎口，按定天门穴，同时上下摇动，如此把手法与穴位结合在一起，取名为摇斗肘法。施术者用左手拇指、食指托住小儿肘部，再用右手拇指、食指叉入虎口，同时用中指按定天门穴，然后屈小儿手，上下摇之（图2-139）。

注意事项　按摇结合，动作均匀、和缓、协调，操作20～30次。

临床应用　本法具有顺气通经之功效，主治痞块。

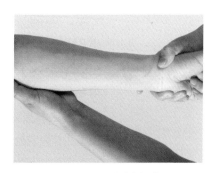

图2-139　摇斗肘法

（二十一）斗肘走气法

操作手法　该法是结合穴位与操作的功用而命名的。医者"一只手托患儿斗肘运转，一只手提患儿手摇动"，具有健脾行气之功效，由于"走气者，行气动也"，而得此名。患儿取坐位，施术者坐其身前，用一只手拿住患儿之手摇动，另一只手托拿住患儿斗肘，两手协同，运摇肘关节（图2-140）。

图2-140　斗肘走气法

注意事项　手法操作时用力应轻巧柔和，双手协调运动而有节律。摇20～30次。

临床应用 本法功能行气消滞，用于治疗痞证。

（二十二）孤雁游飞法

操作手法 该法是根据操作时的形象命名的。根据施术时拇指在脾经、胃经、三关、六腑、内劳宫等穴往返操作的动作，把医者拇指喻为一只离群的"孤雁"，仿佛在寻找同伴，彷徨无依，到处"游飞"，因此得名。施术者用拇指指端自患儿脾经推起，

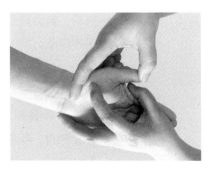

图2-141　孤雁游飞法

沿手掌外缘、前臂桡侧至肘部，再沿前臂尺侧，经内劳宫返回脾经，在胃经、三关、六腑、劳宫等穴操作（图2-141），如此反复数次。

注意事项 在上述穴位上操作时动作应连贯，周而复始，反复施术20～30次。

临床应用 本法能健脾益气、清化湿热，治疗脾虚不运、水湿泛滥、黄胖虚肿、腹胀腹痛等病证。

（二十三）乌龙摆尾法

操作手法 该法是以手法操作的形象和操作部位的五行归属而命名。小指属肾水，色黑，喻之为乌龙之尾。操作时施术者用手捏持小儿小指，"五指攒住斗肘，将小指摇动，如摆尾之状"，因此得名。患儿取仰卧位或坐位，施术者坐其身前，用一只手拿

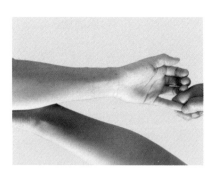

图2-142　乌龙摆尾法

住患儿斗肘穴处，另一只手拇指、食指拿住患儿小指摇动（图2-142）。

注意事项 手法操作时用力应轻巧柔和，避免损伤小儿指关节。摇动20～30次。

临床应用 本法具有开闭结、通二便功能，用于治疗二便不爽。

（二十四）赤凤摇头法

操作手法 该法是以手法操作的形象及操作部位的五行归属命名的。该法操作时，"以我左手拇指、食指，掐按小儿曲池内，以我右手仰拿小儿食指、中指、无名指、小指摇之，似凤凰摇头之状"。一说右手拿患儿中指摇

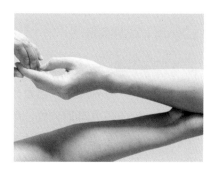

图2-143　赤凤摇头法

之，因中指属心，色赤，因此得名。施术者用左手掌心向上，以拇指、食指拿住患儿的斗肘穴，右手拿患儿中指，掌心向下。上下摇动数次，状若赤凤摇头（图2-143）。

注意事项 操作时两手用力宜协调，施术时摇中指宜和缓稳定，用力宜轻松，每次操作20~30次。

临床应用 本法能通窍健脾、理气定喘，用于治疗胸胁胀满、寒热往来、喘息气短以及腹胀腹痛等病证。

（二十五）凤凰鼓翅法

操作手法 该法是以操作时的形象命名的。施术者左手拇指掐患儿精宁穴，右手拇指掐威灵穴，两手食指、中指分别夹住患儿腕部上下摇动，如凤凰拍打翅膀之状，因此得名。手法要领：患儿取坐位或仰卧位，施术者坐其身前，用双手拇指指甲分

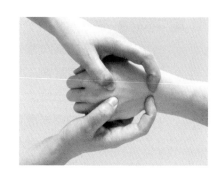

图2-144　凤凰鼓翅法

别掐按患儿手背部精宁、威灵二穴，两手食指、中指相对夹住患儿腕部上下摇动，状若凤凰拍打翅膀（图2-144）。

注意事项 此法属强刺激手法，临床可根据患儿病情之不同，辨证施术，用力要适当，掐后加揉，以缓和疼痛反应，每穴各掐5~10次，摇动患儿手腕20次左右。

临床应用 本法能开窍豁痰、醒神止惊以及除湿消肿，用于风火相煽、痰蒙清窍、神昏惊搐、喉间痰鸣、湿困脾土、肌肤黄肿等病证。

（二十六）双龙摆尾法

操作手法 该法是以操作时的动作形象而命名的。医者用一只手托扶患儿斗肘穴处，用另一只手拿住患儿一只手之食指与小指"扯摇如数"，因将患儿食指与小指喻为二龙，摆动时"似双龙摆尾之状"，因此得名。患儿取仰卧位或坐位，施术者坐其身

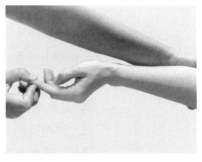

图2-145 双龙摆尾法

前，用一只手托扶患儿斗肘穴处，用另一只手拿住患儿左手之食指与小指，向下扯拉，并同时摇动患儿肘关节，似双龙摆尾之状（图2-145）。

注意事项 施术时用力应柔和，防止损伤患儿手指关节。扯摇5～10次。

临床应用 本法能行气、开通闭结，用于治疗气滞、大小便闭结之病证。

（二十七）老虎吞食法

操作手法 该法是以操作时的形象命名的。仆参穴为一急救用穴，功能开窍醒神，古时施术者操作时"将口咬之，则回生"，因此名曰"老虎吞食"。患儿被家长抱着，施术者坐或者蹲患儿足旁，将干净丝绢盖在该足跟部，即昆仑穴与仆参穴上，

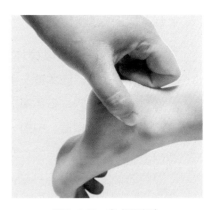

图2-146 老虎吞食法

用拇指、食指相对掐此二穴，以苏醒为度（图2-146）。

注意事项 用拇指、食指相对掐此二穴时，用力适当，以患儿苏醒为度，掐醒后，可以用手指面揉之，以减轻不适感。

临床应用 本法能开窍醒神、镇惊定志，用于急惊风、癫痫发作以及高热惊厥等病证。

（二十八）揉脐、龟尾并擦七节骨法

操作手法 该法是一组穴位小处方，将脐、龟尾及七节骨三穴与相应的手法组合起来依次操作，因此而得名。手法要领：患儿取仰卧位，医者坐其身旁，用一只手手掌或食指、中指、无名指指面着力揉脐；一只手用中指指面揉龟尾穴；再令患儿俯卧用拇指螺纹面或食指、中指指面自龟尾穴向上沿七节骨推至命门穴为补，或者自命门穴向下沿七节骨推至龟尾穴为泻（图2-147）。

注意事项 操作时应注意先后次序，在沿七节骨做上下推擦时可配合使用介质，以免损伤患儿皮肤。操作100～300次。

临床应用 该法能通调任督二脉之经气、调理肠腑、止泻导滞，治疗泄泻、痢疾、便秘等病证。本法的补泻主要决定于推擦七节骨的方向，推上七节骨为补，能温阳止泻；推下七节骨为泻，能泄热通便。

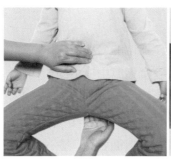

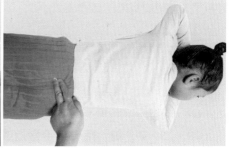

（a）揉脐及龟尾　　　　　　　　　（b）擦七节骨法

图2-147 揉脐及龟尾并擦七节骨法

（二十九）开璇玑法

操作手法 该法以操作部位与其功效相结合而命名。"璇玑者，胸中、膻中、气海穴是也。""开"即开通闭塞之意，喻本法功能宣通气机，治疗"痰闭胸闷，咳喘气促"。另外，"开"也是分推法的形象比喻。医者先用两手拇指从患儿璇玑穴沿肋骨向两侧分推，并自上而下分推至季肋；再从胸骨下端之鸠尾穴处向下直推至脐部；再用三指摩或四指摩法，以脐为中心沿顺时针或逆时针方向，推摩患儿腹部；再由脐部向下直推至小腹部；最后再令患儿俯卧，推上七节骨（图2-148）。

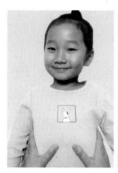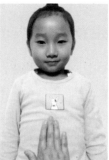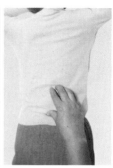

图2-148 开璇玑法

注意事项　本法包括了分推璇玑、膻中，直推中脘，摩脐、腹，直推小腹，推上七节骨等5种操作法，并依次有序操作。在操作时，要避风寒，室内温度适宜；医者在操作前要搓热双手。上述各法操作50～100次。

临床应用　本法具有宣通气机、消食化痰之功效。用于痰闭胸闷、咳喘气促、食积、腹胀、腹痛、呕吐、泄泻、外感发热以及神昏惊搐等病证。

（三十）按肩井法

操作手法　该法是依据手法及操作部位的名称而定名的。施术者用一只手食指或中指指面着力，先掐，然后按揉患儿肩井穴，因此得名。患儿取坐位，施术者坐其身前，用一只手食指或中指指面着力，先掐、后按揉患儿肩井穴；用另一只手拇指、食指、中指拿捏住患儿食指和无名指、或中指，令其掌面向下，然后以肘关节为中心摇动其前臂（图2-149）。

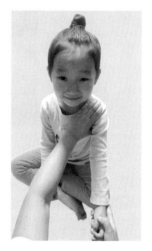

图2-149 按肩井法

注意事项　手法宜轻柔缓和，以患儿能够耐受为度，通常在诸手法用毕后用此手法结束，具有关门之意，与分手阴阳遥相呼应。按、掐、揉各5～10次，摇动20～30次。

临床应用　本法具有通行一身之气血、提神功效，用于久病体虚、内伤外感诸证，推拿操作结束之前用本法收尾。所以本法又有总收法之称。也可在最后仅用双手拿揉双肩肩井穴代之。

第五节 捏脊疗法的适应证和禁忌证

适应证	（1）消化系统：厌食、积滞、疳证、小儿呕吐、小儿溢乳、小儿腹泻、小儿腹痛、小儿便秘、小儿呃逆、小儿流涎。 （2）呼吸系统：感冒、咳嗽、肺炎喘嗽、小儿反复呼吸道感染、哮喘、乳蛾、鼻炎。 （3）泌尿生殖系统：小儿遗尿、尿频、发育迟缓。 （4）神经系统：多发性抽搐症、注意缺陷多动障碍、孤独症。 （5）其他：小儿斜颈、小儿湿疹、小儿夜啼、预防保健等。
禁忌证	（1）背部皮肤有烧伤、烫伤、开放性创伤，以及血液病患者，手法能引起局部出血或感染加重，不宜作捏脊治疗。 （2）有皮肤病及皮肤感染者，如湿疹、脓肿、牛皮癣、丹毒、蜂窝织炎等可使皮肤感染扩散，不宜作捏脊治疗。 （3）有椎体肿瘤、结核、骨折以及严重的骨质疏松症者，手法可使癌肿转移，骨质破坏，不宜作捏脊治疗。 （4）急腹症需手术者不宜捏脊治疗，否则可加重病情，或导致流产。 （5）极度疲劳、饥饿或者饱餐后半小时内，严重心脏病，急性传染病，禁用或慎用捏脊疗法。 （6）其他：如精神不正常，不能和医生配合治疗者，不宜作捏脊治疗等。

第六节 捏脊疗法的优点及注意事项

一、捏脊疗法的优点

捏脊疗法属于推拿按摩疗法，具有简、便、效、廉的特点，特别是小儿捏脊比药物、针灸治疗更具有优越性。小儿生病以后由于病痛而哭闹不安，或者由于怕药苦、怕打针痛而不予配合。而捏脊则没有明显不适感，患儿乐于接受。其特点如下。

（1）不需要特殊的医疗设备，仅凭医者的双手，运用一定的手法技巧即可进行操作及治疗。

（2）安全方便，易于接受。只要手法得当，操作仔细，通常无不良反应和副作用。

（3）适用范围广。男女老幼、内外妇儿均可适用，尤以儿科为宜。

（4）容易推广。捏脊主要在背部实施，手法十分简单，稍学即会，很易掌握。

（5）效果显著。实践证明，捏脊不但对小儿积滞、疳证、腹泻、呕吐、咳喘以及遗尿等疾病有显著疗效，对治疗患者腹痛、月经不调、痛经等疾病也有独特的疗效，为药物所不可替代的。

（6）既可用于治疗疾病，也可用于保健。预防疾病，增强体质，不干扰人体的生理功能。

（7）价格低廉，一般家庭均能承受。

二、注意事项

（1）室内配置和环境：室内要配备必要的治疗床、治疗椅、治疗巾以及枕垫等器具；另备有治疗常用的"介质"，如药膏、药水、滑石粉等。环境要安静，以免分散施术者和患者注意力。房间温度不可过高，以防施术者及患者出汗影响手法的实施；温度不可过低，易使患者受凉感冒。

（2）施术者治疗之前要注意自身卫生，洗手并修剪好指甲。不要戴戒指一类的装饰物，以免擦伤患者皮肤，特别是儿童患者，皮肤娇嫩，更易受损。

（3）施术者要注意审察病情，明确诊断，确定治疗方案，在治疗时要集中注意力，注意手法及手法的适度。如果是小儿患者，要态度和蔼、温柔，使其不产生畏惧感，防止哭闹。手法要由轻渐重，逐步适应，否则不易被接受，使治疗不能完成。

（4）捏脊的时间宜在早晨空腹时，餐后2小时或者入睡前进行，捏完后半小时再进食，防止影响疗效，小儿患者餐后捏脊易引起呕吐。

（5）治疗时要注意患者和施术者的体位，既利于患者的舒适及放松，也要有利于手法的操作，使治疗能顺利完成又不产生过度疲劳。儿童患者要注意不要靠近床栏及桌椅等有棱角处，防止发生撞伤。

（6）要注意医德医风，女性患者接受治疗时，在不影响操作的前提之下，尽量不要使其裸露太多，防止患者感情上难以接受，影响治疗。

（7）患者治疗期间要注意饮食禁忌，要食用易于消化的食物，禁食过甜、过酸、油腻之物，以及芸豆、螃蟹等易致腹胀呕吐之食物。若是哺乳期的小儿，乳母亦不应食用上述食物。

（8）要按规定的疗时和疗程进行治疗，及时记录病程，观察疗效，加以总结。通常3~5天为1个疗程，每天可以捏一次或数次不等，根据病情需要来定。若治疗3~5个疗程后病情无明显改观，要及时改变治疗方案，防止贻误病情。

第七节　异常情况的处理

（一）晕厥

原　因　在捏脊过程中可能会出现个别患者晕厥现象，主要原因是患者精神紧张，体质虚弱，或过度疲劳，饥饱过度，或是患者皮肤过于敏感造成的。

处　理　在治疗过程中如果出现头晕、恶心、面色苍白、四肢冷汗出、心慌、气促，甚至晕厥时，要迅速使患者平卧，掐人中、十宣（图2-150）等穴，口服温糖水，一般可很快恢复。

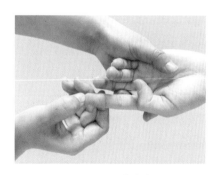

图2-150　掐十宣

（二）破皮与出血

原　因　小儿皮肤娇嫩，容易被抓破，成年人皮肤如果捏拿过度也可以造成皮损或皮下出血，出现皮肤青紫、瘀点等现象。

处　理　如果皮肤抓破，可局部消毒，外贴创可贴，愈后再继续治疗。

（三）药物过敏

原　　因　有些患者对治疗中施用的介质药物过敏，治疗之后脊背皮肤出现药疹，搔痒较甚，应用手法治疗前询问患者有无药物过敏史，有过敏史者避免使用介质。

处　　理　出现药疹者可局部外敷相应的抗过敏软膏，很快可愈。

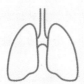

第三章
呼吸系统病症

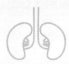

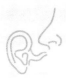

- 发热
- 感冒
- 反复咳嗽
- 反复呼吸道感染
- 哮喘
- 急性支气管炎
- 支气管扩张
- 肺炎喘咳

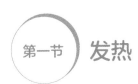

第一节　发热

正常小儿的基础体温为36.9～37.5℃。一般当体温超过基础体温1℃时，为发热。基础体温指肛门温度，一般口腔温度较其低0.3～0.5℃，腋下温度又较口腔温度低0.3～0.5℃。小儿，特别是新生儿，由于体温调节功能差，对天气闷热、门窗紧闭、衣被过多、水分供给不足等的反应很敏感，直接的表现就是发热及出汗。此外，小儿的免疫功能低，易感染病原体而发热。

临床表现

体温异常升高（肛温达37.5℃以上）是本病的主要特征。患儿可出现烦躁不安，呼吸急促，鼻翼扇动，惊跳抽搐或精神萎靡，疲乏无力，神昏谵语，不思饮食等。根据中医辨证，可分为外感发热、肺胃实热以及阴虚内热。

（一）外感发热

外感风寒者，可有头痛无汗，发热恶寒，鼻塞、鼻流清涕，口不渴，咳嗽、痰清稀，苔薄白，脉浮，指纹鲜红。外感风热者，可有发热、微汗出、鼻塞、鼻流浊涕、咳嗽、头痛、痰黄稠、咽痛口干、脉浮数、舌质红、苔薄黄、指纹红紫色。

（二）阴虚内热

以午后潮热或低热为主，形瘦体弱，口唇干燥，自汗盗汗，五心烦热，食欲减退，舌红苔剥，脉细数，指纹淡紫。

（三）肺胃实热

发热较高，面赤唇红，口渴而引饮，鼻干燥，气息喘急，不思饮食，小便短赤，大便秘结，苔黄燥、舌质红、脉数而实、指纹深紫。

捏脊疗法

方法一

有效穴位　肺经、天河水、六腑、腹、太阳穴等（图3-1）。

操作方法

（1）以食指侧面给小儿清肺经约3分钟（300次）。

（2）以食指、中指指腹给小儿清天河水约1分钟（100次）。

（3）以食指、中指指腹给小儿推六腑约3分钟（300次）。

（4）让小儿躺好，露出腹部，大人用双手拇指从脐部向两侧分腹阴阳2~3分钟。

（5）以拇指指腹给小儿揉太阳穴约1分钟。

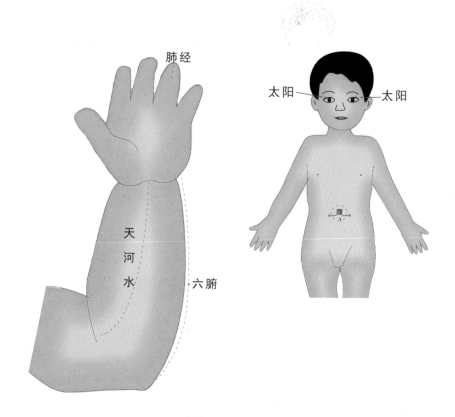

图3-1　发热捏脊疗法穴位选取（1）

方法二

有效穴位 天门、太阳、肺经、总筋、天河水（图3-2）。

操作方法

（1）以双手拇指从下向上交替直推小儿天门2～3分钟。

（2）分推手阴阳，用双手拇指从中间向两边交替分推阴阳30次。

（3）以两手拇指指端揉小儿双侧太阳穴2～3分钟。

（4）以食指侧面给小儿清肺经约3分钟（300次）。

（5）清天河水，以食指、中指从小儿腕部推向手肘中央2～3分钟（约300次）。

主 治 外感发热型小儿发热。

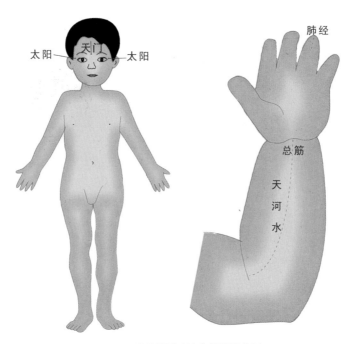

图3-2 发热捏脊疗法穴位选取（2）

方法三

有效穴位 脾经、肺经、肝经、肾经、二人上马、天河水、涌泉、足三里穴等
（图3-3）。

操作方法

（1）以拇指从小儿拇指指尖直推向拇指指根，单方向直推补脾经5分钟。

（2）以食指侧面给小儿清肺经约3分钟（300次）。

（3）以拇指侧面给小儿直推补肾经约3分钟（300次）。

（4）以拇指指腹给小儿清肝经约2分钟（200次）。

（5）以拇指指腹给小儿揉二人上马约3分钟（300次）。

（6）以食指、中指从小儿腕部推向手肘中央，直推天河水2～3分钟（约300次）。

（7）以拇指指腹直推小儿足底涌泉穴50次。

（8）以拇指按揉小儿腿部足三里穴3分钟。

主 治 阴虚内热型小儿发热。

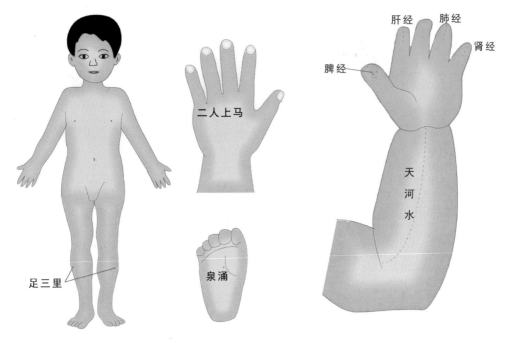

图3-3 发热捏脊疗法穴位选取（3）

方法四

有效穴位 肺经、胃经、大肠经、板门、天河水、内八卦、六腑、中脘、天枢穴等（图3-4）。

【操作方法】

（1）以食指侧面给小儿清肺经约3分钟（300次）。

（2）以拇指指腹给小儿清胃经约3分钟（300次）。

（3）以食指侧面给小儿清大肠经约2分钟（200次）。

（4）以拇指指腹按揉板门约2分钟（200次）。

（5）拇指在小儿手掌面运内八卦，顺时针方向圆圈推动约2分钟（200次）。

（6）以食指、中指从小儿腕部推向手肘中央，清天河水2～3分钟（约300次）。

（7）以一只手食指、中指或拇指指面自小儿手肘向腕部推六腑2～3分钟。

（8）以食指、中指指腹给小儿揉中脘穴约1分钟。

（9）以拇指、食指指腹按揉天枢穴约1分钟。

【主　治】肺胃实热型小儿发热。

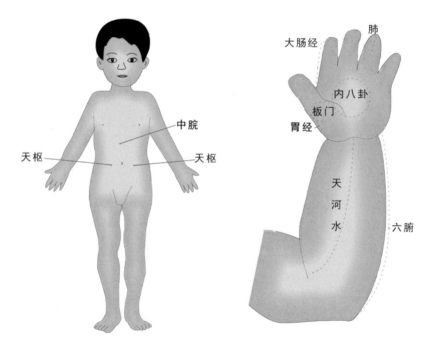

图3-4　发热捏脊疗法穴位选取（4）

注意事项

（1）在家可以采取物理降温的操作，最常见的是擦拭。家长可以用37℃左右的温水，给小儿擦拭脖子、腋下以及大腿根等大血管所在的位置，通过散热帮助体温下降。不提倡使用酒精擦拭。

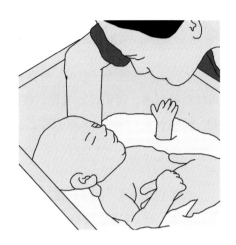

（2）三个月以内的宝宝，尽量不用退热药物，最主要的是不要给孩子捂得太多，否则很容易出现新生儿捂热综合征。对于大孩子，发热时要少穿衣服，否则会造成孩子体温进一步升高，出现高热惊厥等严重后果。

（3）对于高热持续不退的孩子，家长还可给宝宝洗温水澡，大人摸着水不凉不热就可以，把宝宝泡在澡盆里，也有助于退热。

（4）确保充足的饮水，少量多次饮用白开水。足够的饮水有助于保证充足的体液，有助于退热，避免脱水。

（5）饮食方面应尽量清淡，如食用粥及面汤等容易消化的食物。不要食用油腻、过冷的食物。如果小儿没有口腔疱疹、溃疡，家长可制作一些橙汁、苹果汁饮用。若小儿有口腔疱疹或者溃疡，建议减少过甜过酸的食物，防止食物刺激口腔，引起不适。

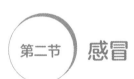

第二节　感冒

小儿感冒，也叫急性上呼吸道感染，为小儿最常见的疾病，主要侵犯患儿鼻、鼻咽和咽部，所以常用"急性鼻咽炎"（感冒）、"急性咽炎""急性扁桃体炎"等诊断名词，也可统称为上呼吸道感染，简称"上感"。鼻咽感染常可出现并发症，涉及邻近器官如喉、气管、肺、口腔、鼻窦、中耳、眼以及颈淋巴结等。有时鼻咽部原发病的症状已好转或者消失，而其并发症可迁延或加重，所以必须对上呼吸道感染及其并发症的临床特点作全面的观察及分析，以便早期诊断，早期治疗，提高疗效，切不可认为是日常小病而轻率对待。

临床表现

本病主要有发热，怕冷，鼻塞，流涕，打喷嚏，头痛，咳嗽，全身酸痛等症状。感冒伴有兼证者，可见咳嗽加剧，喉间痰鸣；脘腹胀满，不思饮食，口中异味，大便不调；烦躁不宁，惊惕抽风等表现。

（一）风热感冒

表现为发热重，微恶风或恶寒，咽痛，口干，面赤，有汗，鼻塞，流黄涕，咳嗽痰黄，舌边尖红，苔薄黄。

（二）风寒感冒

表现为恶寒重，发热轻，无汗，头痛，四肢关节酸痛，咳嗽，咳痰清稀，鼻塞，流清涕，舌质淡，苔薄白。

（三）暑湿感冒

表现为身热微恶风，汗少，肢体酸重，咳嗽痰黏，头重头昏，口中黏腻，渴不多饮，胸闷心烦，泛恶，小便短赤，舌苔薄黄而腻。

（四）时行感冒

表现为壮热嗜睡，汗出热不解，目赤咽红，伴头痛，全身肌肉酸痛，或伴恶心呕吐，舌质红，苔薄白。

捏脊疗法

方法一

有效穴位 印堂、太阳、迎香、风府、大椎、风池、膀胱经、督脉（图3-5）。

操作方法

（1）以拇指侧面由小儿双眉间的印堂推向太阳，推2~3分钟。

（2）以拇指指腹点揉小儿太阳1分钟。

（3）手指微屈放松并自然分开，指端用力，振啄小儿头部1~2分钟。

（4）双手食指指端按揉小儿迎香1~2分钟。

（5）以拇指指腹按揉小儿风府1~2分钟。

（6）以拇指指腹按揉小儿大椎1~2分钟。

（7）以拇指指腹按揉小儿风池2分钟，也可以手指轻拿风池3~5次，手法要轻柔。

（8）双手拇指按压小儿背部膀胱经上的腧穴，自下而上，逐点按压，重复3~5次。

（9）用拇指指腹按揉小儿背部督脉上的腧穴3~5次。

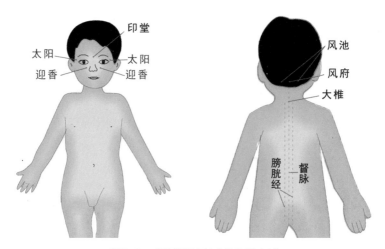

图3-5　感冒捏脊疗法穴位选取（1）

方法二

有效穴位　肺经、大椎、天河水、骶尾部、肩井（图3-6）。

操作方法

（1）以食指侧面给小儿清肺经约3分钟（300次）。

（2）以食指、中指指腹给小儿清天河水约1分钟（100次）。

（3）以拇指指腹按揉小儿大椎约1分钟。

（4）以掌心擦小儿骶尾部，以透热为度。

（5）双手提拿小儿肩井周围5~7次。

主　治　小儿风热感冒。

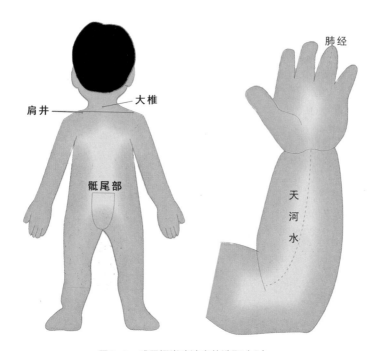

图3-6　感冒捏脊疗法穴位选取（2）

方法三

有效穴位　三关、外劳宫、肩井、二扇门（图3-7）。

操作方法

（1）用食指、中指指腹重推小儿三关约5分钟（500次）。

（2）用拇指指腹揉小儿外劳宫约2分钟（100~200次）。

（3）双手提拿小儿肩井周围5~7次。

（4）用食指、中指按揉小儿两侧二扇门2~3分钟。

主　治　适用于小儿风寒感冒。

方法四

有效穴位　天门、坎宫、太阳、肺经、六腑、中脘（图3-8）。

操作方法

（1）以拇指指腹推天门约1分钟。

（2）以拇指指腹给小儿推坎宫约1分钟。

（3）以拇指指腹给小儿揉太阳约1分钟。

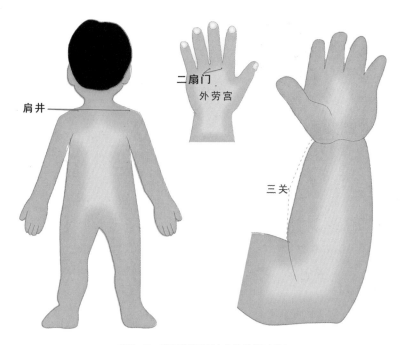

图3-7　感冒捏脊疗法穴位选取（3）

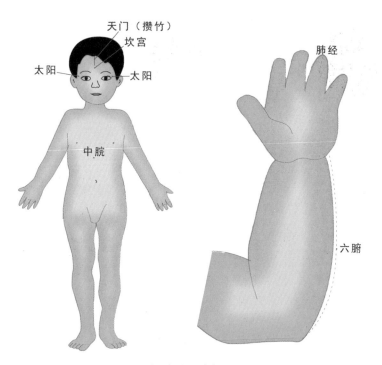

图3-8　感冒捏脊疗法穴位选取（4）

（4）以食指侧面给小儿清肺经约3分钟（300次）。

（5）以食指、中指或拇指指面给小儿推六腑约3分钟（300次）。

（6）以中指指腹给小儿揉中脘约1分钟。

（7）以掌心给小儿摩腹约3分钟（300次）。

主　治　小儿暑湿感冒。

方法五

有效穴位　坎宫、天柱、肩井、肝经、肺经、六腑、大椎（图3-9）。

操作方法

（1）以双手拇指给小儿推坎宫（从眉心向眉梢）2~3分钟。

（2）以拇指指腹给小儿推天柱骨约2分钟（200次）。

（3）双手提拿小儿肩井周围5~7次。

（4）以食指侧面给小儿清肺经约3分钟（300次）。

（5）以拇指指腹给小儿清肝经约1分钟（100次）。

（6）以食指、中指或者拇指指面给小儿推六腑约3分钟（300次）。

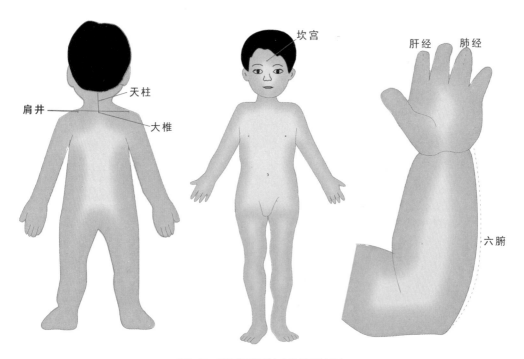

图3-9　感冒捏脊疗法穴位选取（5）

（7）以拇指、食指指腹给小儿提捏大椎约1分钟（100次）。

主　治　小儿时行感冒。

注意事项

（1）加强护理，起居有常，饮食有节。

（2）经常户外活动，多晒太阳，呼吸新鲜空气，加强锻炼。

（3）感冒流行期，可用食醋熏蒸法清洁空气，有预防感冒的作用。

（4）注意气候变化，及时增减衣服；避免和感冒患者接触，感冒流行期间少去公共场所。

（5）及时给宝宝注射流感疫苗，从而使呼吸道对感染的防御能力增强。

（6）感冒发热会使代谢加速，水分丢失，应多喝开水，以补充丢失的水分。同时，补充足量的水分还有利于排毒祛邪，促进早日康复。

（7）感冒期间，少食用腥、冷食物。

第三节　反复咳嗽

小儿反复咳嗽是由多种原因导致肺脏受损，肺气上逆而引起的一种反复发作的病症。本病以咳嗽为主要表现，咳嗽时作时止，有痰或无痰。由于其病程迁延，病情反复缠绵，影响小儿的正常生活。

临床表现

本病一年四季都可发生，冬、春季多见。任何年龄小儿皆可发病，以婴幼儿多见。小儿咳嗽也有外感和内伤之分，临床上小儿外感咳嗽发病率多于内伤咳嗽。多数预后良好，部分可致反复发作，日久不愈。

（一）肺脾不足型

表现为咳嗽无力，痰白清稀，面色苍白，食欲不振，精神疲倦，汗多易感，舌质淡，苔薄白，脉细无力，指纹淡红。

（二）风邪犯肺型

表现为以咳嗽为主，突然出现干咳、阵咳、呛咳，伴有鼻痒、鼻塞、打喷嚏、咽干咽痒症状，遇冷空气、油烟、异物病情加重，舌质淡，苔薄，脉细，指纹色淡。

（三）阴虚内热型

表现为咳嗽无痰，或痰黏不易咯出，口渴咽干声哑，手足心热，苔少，舌质红，脉细数，指纹紫。

捏脊疗法

方法一

有效穴位 脾经、肺经、内八卦、足三里、板门、肺俞、脾俞、三焦俞（图3-10）。

操作方法

（1）捏脊常规手法，选择重提肺俞、脾俞以及三焦俞。

（2）配合按摩手法，选择补脾经100次、补肺经100～200次、运内八卦100次、揉板门300次、揉足三里50次、点揉肺俞1分钟。

主 治 肺脾不足型小儿反复咳嗽。

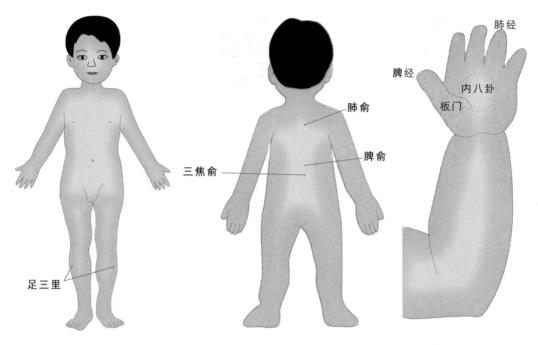

图3-10　反复咳嗽捏脊疗法穴位选取（1）

方法二

【有效穴位】　脾经、肺经、内八卦、板门、太阳、脾俞、肺俞、三焦俞、足三里（图3-11）。

【操作方法】

（1）捏脊常规手法，选择重提肺俞、脾俞以及三焦俞。

（2）配合按摩手法，选择补脾经100次、补肺经100～200次、运内八卦100次、揉板门300次、揉太阳3分钟、点揉肺俞1分钟、揉足三里50次。

【主　治】　风邪犯肺型小儿反复咳嗽。

方法三

【有效穴位】　肺经、内八卦、四横纹、外劳宫、内劳宫、肺俞、脾俞、三焦俞（图3-12）。

【操作方法】

（1）捏脊常规手法，选择重提肺俞、脾俞以及三焦俞。

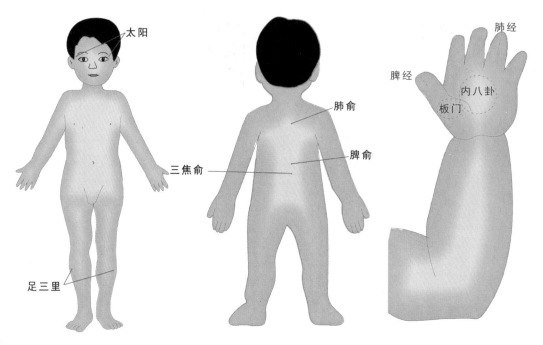

图3-11 反复咳嗽捏脊疗法穴位选取（2）

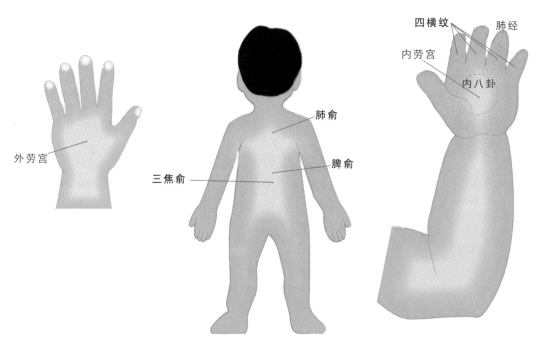

图3-12 反复咳嗽捏脊疗法穴位选取（2）

（2）配合按摩手法，选择补肺经100~200次、逆运内八卦100次、推四横纹50~100次、点揉内、外劳宫3分钟、点揉肺俞1分钟。

主　治　阴虚内热型小儿反复咳嗽。

注意事项

（1）室内保持适当温度、湿度，注意及时增减小儿衣被。

（2）积极参加户外活动，加强体育锻炼，增强抗病能力。

（3）避免感受风邪，预防感冒。

（4）避免和煤气、烟尘等接触，减少不良刺激。

（5）避免交叉感染，与患者接触后注意洗手。在家中，成年患者应避免和健康儿童接触。

（6）适度补充富含营养的食物，饮食宜清淡，忌辛辣、过咸、油腻、过甜的食物和橘子。

（7）注意孩子是否有过敏因素。

第四节　反复呼吸道感染

小儿反复呼吸道感染指的是3岁以下的婴幼儿每年反复呼吸道感染达7次以上或下呼吸道感染在3次以上。小儿反复呼吸道感染的患儿属于体弱儿的范围，为儿童保健工作者进行保健管理的对象。

临床表现

（一）肺脾气虚型

表现为反复呼吸道感染，形体消瘦，厌食纳少，动辄汗出，舌质淡，苔薄白，脉细无力，指纹淡。

（二）先天不足型

表现为反复呼吸道感染，形体消瘦，肌肉松软，乏力汗出，发育落后，舌质淡，苔薄白，脉无力，指纹淡。

（三）正气损伤型

表现为反复出现呼吸道感染，面色苍白，四肢发凉，汗出不温，舌质淡，苔薄白，脉无力，指纹淡。

捏脊疗法

方法一

有效穴位 脾经、内八卦、肺俞、脾俞、三焦俞、肾俞、四横纹、内劳宫、外劳宫（图3-13）。

操作方法

（1）捏脊常规手法，选择重提肺俞、脾俞、三焦俞以及肾俞。

（2）配合按摩手法，选择补脾经100次、运内八卦100次、点揉肺俞1分钟、推四横纹50～100次以及点揉内劳宫、外劳宫3分钟。

主　治 肺脾气虚型小儿反复呼吸道感染。

方法二

有效穴位 坎宫、太阳、肺经、内八卦、外劳宫、脾俞、肺俞、三焦俞、肾俞（图3-14）。

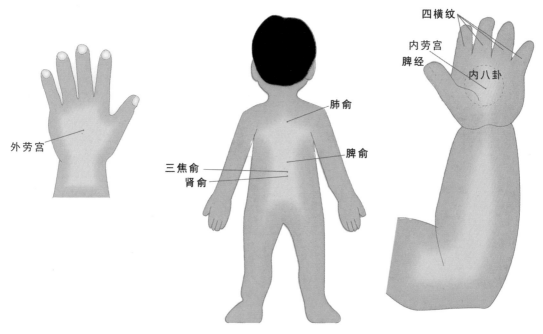

图3-13　反复呼吸道感染捏脊疗法穴位选取（1）

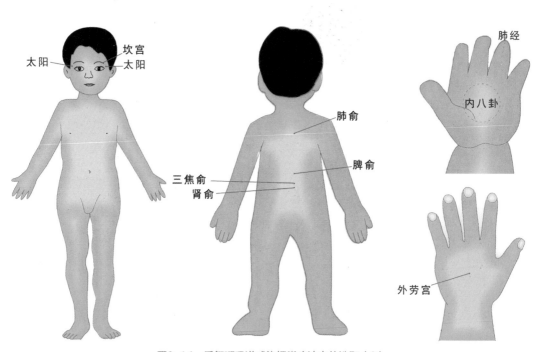

图3-14　反复呼吸道感染捏脊疗法穴位选取（2）

【操作方法】

（1）捏脊常规手法，选择重提肺俞、脾俞、三焦俞以及肾俞。

（2）配合按摩手法，选择推坎宫1分钟、揉太阳3分钟、清肺经100～200次、运内八卦100次以及揉外劳宫3分钟。

【主　治】　先天不足型小儿反复呼吸道感染。

方法三

【有效穴位】　肺经、肺俞、脾俞、肾俞、三焦俞、内劳宫、外劳宫（图3-15）。

【操作方法】

（1）捏脊常规手法，选择重提肺俞、脾俞、三焦俞以及肾俞。

（2）配合按摩手法，选择清肺经100～200次、点揉肺俞1分钟以及点揉内劳宫、外劳宫3分钟。

【主　治】　正气损伤型小儿反复呼吸道感染。

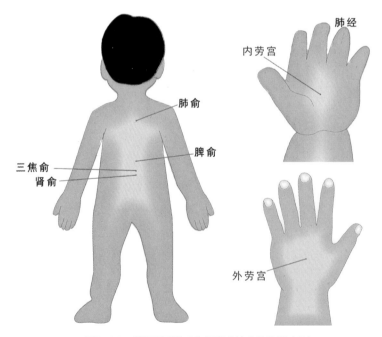

图3-15　反复呼吸道感染捏脊疗法穴位选取（3）

注意事项

（1）提倡母乳喂养。由于母乳中所含免疫球蛋白A能抵抗细菌、病毒的侵袭，对预防呼吸道感染有独特的功效。

（2）生活要有规律，确保孩子充足睡眠和户外活动，有计划地参加各种体育锻炼，增强孩子的体质。

（3）平日多食用富含维生素、粗纤维的食物，饮水量要充足，少喝饮料，少食用甜食、冷饮，控制油炸食物，做到营养均衡。

（4）按期接受体格检查，发现疾病及早治疗。

（5）在医生指导下合理用药，慎用苦寒药。

（6）注意日常的口腔清洁，幼儿每天刷牙早、晚各1次，每餐后用清水漱口，以预防咽部感染。

第五节　哮喘

小儿哮喘是小儿常见的肺部疾患，是一种表现为反复发作性咳嗽、喘鸣和呼吸困难，并伴有气道高反应性的可逆性及梗阻性呼吸道疾病。哮喘是一种严重危害儿童身体健康的常见慢性呼吸道疾病，其发病率高，常反复发作，严重影响了患儿的学习、生活，影响儿童的生长发育。不少哮喘患儿由于治疗不及时或者治疗不当，最终发展为成年人哮喘而迁延不愈，肺功能受损，部分患儿甚至完全丧失体力活动能力。严重哮喘发作，如果未得到及时、有效治疗，可以致命。

临床表现

小儿哮喘临床发作时表现为喘促气急，喉间痰吼哮鸣，呼气延长，呼吸困难，严重者不能平卧，以张口抬肩，摇身撷肚，唇口青紫为特征。本病一年四季均可发生，尤以冬、春季及气候骤变时多见，且常在清晨和夜间发作。中医常见的临床分类包括以下几种。

（一）脾肾阳虚型

表现为活动喘息，汗出身凉，夜尿多，肢冷恶寒，舌质淡，苔薄白，脉细弱，指纹淡。

（二）肺脾气虚型

表现为反复感冒，气短，自汗，面色差，疲乏无力，舌质淡，苔薄白，脉细弱，指纹淡红。

（三）气阴亏虚型

表现为喘息，乏力，干咳，盗汗，形体消瘦，手足心热，便秘，舌质红，苔薄或剥苔，脉细数，指纹淡红。

捏脊疗法

方法一

有效穴位 脾经、肺经、肾经、三关、七节骨、肺俞、脾俞、肾俞（图3-16）。

操作方法

（1）捏脊常规手法，选择重提肺俞、脾俞以及肾俞。

（2）配合按摩手法，选择补脾经100次、补肺经100~200次、补肾经30次、推上三关30~50次以及上推七节骨50~100次。

主　治 脾肾阳虚型小儿哮喘。

方法二

有效穴位 脾经、肺经、肾经、坎宫、太阳、足三里、肺俞、脾俞、肾俞（图3-17）。

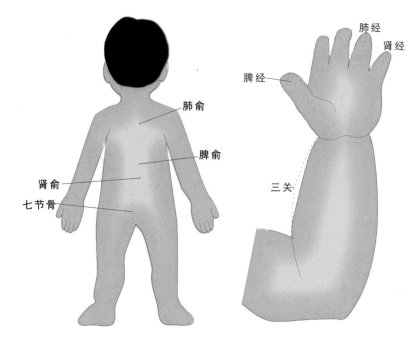

图3-16　哮喘捏脊疗法穴位选取（1）

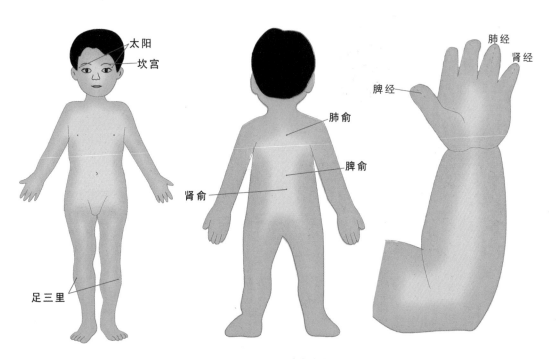

图3-17　哮喘捏脊疗法穴位选取（2）

操作方法

（1）捏脊常规手法，选择重提肺俞、脾俞以及肾俞。

（2）配合按摩手法，选择补脾经100次、补肺经100～200次、补肾经30次、揉太阳3分钟、推坎宫1分钟、揉足三里50次。

主 治 肺脾气虚型小儿哮喘。

方法三

有效穴位 肺经、脾经、肾经、内八卦、肺俞、脾俞、肾俞（图3-18）。

操作方法

（1）捏脊常规手法，选择重提肺俞、脾俞以及肾俞。

（2）配合按摩手法，选择清肺经100～200次、运内八卦100次、补肾经30次、补脾经100次。

主 治 气阴亏损型小儿哮喘。

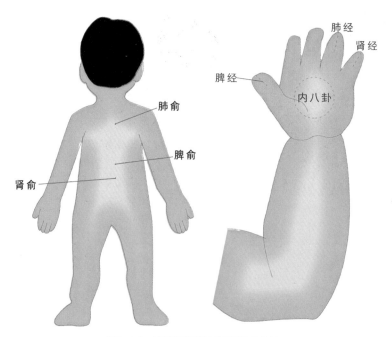

图3-18 哮喘捏脊疗法穴位选取（3）

注意事项

（1）居室空气流通，阳光充足。冬季保暖，夏季凉爽通风。防止接触特殊气味。

（2）饮食宜清淡而富有营养，忌食生冷油腻、辛辣、过酸、过甜及海鲜等可能导致过敏的食物。宜少量多餐，细嚼慢咽，不宜过饱。避免食用刺激性食物及产气食物。

（3）合理养护，适度参加户外活动和体育锻炼，增强孩子的体质，避免剧烈运动。

（4）详细询问病史，了解本人和家族的过敏史，制订合理的治疗方案并坚持长期治疗。

（5）注意心理护理，关心、安慰患儿，减少其心理压力和恐惧感，增强战胜疾病的信心。

（6）注意患儿呼吸、心率、脉象变化，避免哮喘持续发作。

第六节　急性支气管炎

急性支气管炎是支气管黏膜的炎症，气管常同时受累，实应称为急性气管支气管炎，大多继发于上呼吸道感染后，或者为麻疹、百日咳、伤寒及其他急性传染病的一种临床表现。如病变涉及毛细支气管，其病理和症状均与肺炎相仿。

临床表现

（一）主要症状

起病可急可缓，大多先有上感症状，主要症状是咳嗽。初起为干咳，2~3天后逐渐有痰。婴幼儿常有发热，可伴呕吐及腹泻等消化道症状，年长患儿可有头痛、胸痛、全身不适以及疲乏无力等症状，热型不定，常为低热，重者可高达38～39℃，2～4天热退。

（二）主要体征

体征随病程不同而异，可见咽部充血及呼吸增快，肺部叩诊正常，听诊呼吸音粗糙，或有不固定的、散在的干湿啰音，啰音多变，常在咳嗽后或者体位改变时减少甚至消失。一般无气促、发绀。

（三）实验室及其他检查

（1）血常规：由病毒所致者，周围血白细胞总数正常或低；由细菌所致者或者合并细菌感染时，白细胞总数和中性粒细胞均见增高。

（2）X线检查：胸片显示正常，或者有肺纹理增强，肺门阴影增深。

捏脊疗法

方法一

穴位选取 脾经、肺经、内八卦、璇玑、肺俞、足三里、龟尾穴、大椎穴（图3-19）。

操作手法 补脾经300次、补肺经300次，运内八卦50次，开璇玑30次，揉肺俞以及揉足三里各50次，常规捏脊疗法，由龟尾穴捏至大椎穴，捏拿10遍，手法轻柔和缓。

操作间隔 每天或者隔天治疗1次，7天为1个疗程。

主　　治 内伤咳嗽。

方法二

穴位选取 胃经、大肠经、小天心、天河水、六腑、天突、璇玑、龟尾穴、大椎穴（图3-20）。

操作手法 清胃经100次，清大肠经100次，揉小天心50次，清天河水100次，退六腑300次，揉天突50次，开璇玑50次，分推肩胛骨50次，常规捏脊疗法，由龟尾穴捏至大椎穴，捏拿6遍，手法轻柔逐渐加重，和缓有力。

操作间隔 每天或者隔天治疗1次，5天为1个疗程。

主 治 痰热咳嗽。

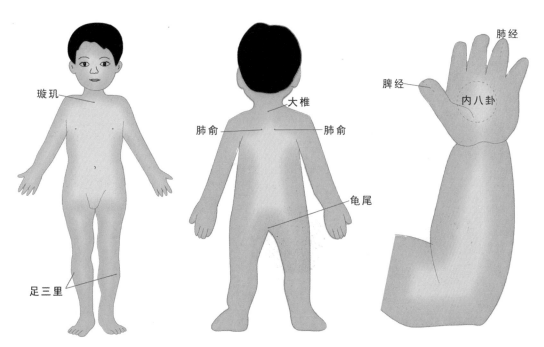

图3-19 急性支气管炎捏脊疗法穴位选取（1）

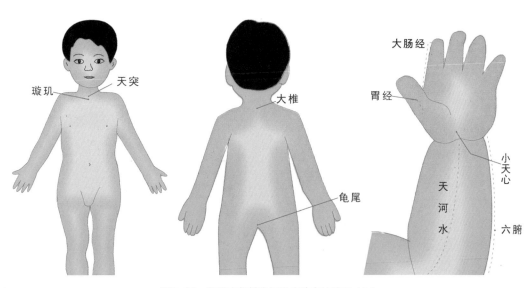

图3-20 急性支气管炎捏脊疗法穴位选取（2）

方法三

穴位选取 天门、坎宫、太阳、风池、二扇门、三关、外劳宫、天突、膻中、龟尾、大椎穴（图3-21）。

操作手法 开天门50次，推坎宫50次，揉太阳50次，拿风池5次，掐揉二扇门30次，推三关100次，揉外劳宫50次，揉天突50次，擦（抹）膻中以透热为度，常规捏脊疗法，由龟尾穴捏至大椎穴，捏拿10遍，手法要轻柔和缓，逐渐加重。

操作间隔 每天治疗1次，5天为1个疗程。

主　治 风寒咳嗽。

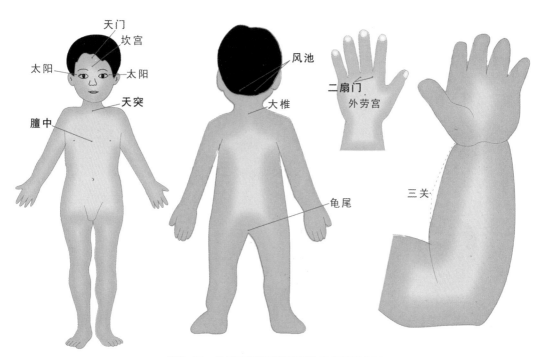

图3-21　急性支气管炎捏脊疗法穴位选取（3）

方法四

穴位选取 肺经、胃经、脾经、肾经、二人上马、内劳宫、涌泉、肺俞、脾俞、肾俞、龟尾、大椎（图3-22）。

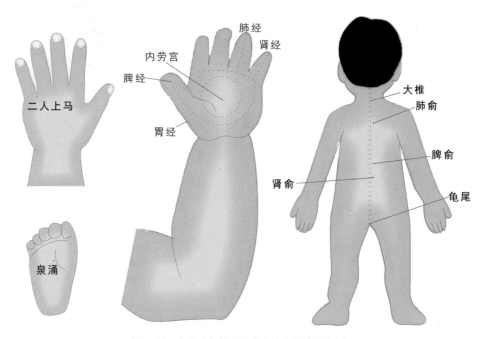

图3-22 急性支气管炎捏脊疗法穴位选取（4）

操作手法 补肺经100次，补脾经300次，补肾经100次，揉二人上马50次，运内劳宫50次，推涌泉100次，常规捏脊疗法，由龟尾穴捏至大椎穴，捏拿10遍，重点按揉肺俞、脾俞以及肾俞，操作手法轻柔和缓。

操作间隔 每天或者隔天治疗1次，7天为1个疗程。

主　治 阴虚燥咳。

方法五

穴位选取 天门、坎宫、太阳、内八卦、肺经、膻中、肺俞、龟尾穴、大椎等（图3-23）。

操作手法 推天门30次、推坎宫30次，揉太阳50次，运内八卦50次，清肺经300次，推膻中50次，揉肺俞50次，分推肩胛骨30次，常规捏脊疗法，由龟尾穴捏至大椎穴10遍，手法先轻柔和缓，逐步加大力量。

操作间隔 每天治疗1次，5天为1个疗程。

主　治 外感咳嗽。

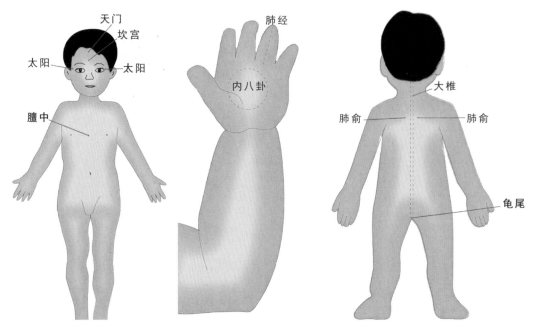

图3-23　急性支气管炎捏脊疗法穴位选取（5）

方法六

穴位选取 天门、坎宫、太阳、天河水、六腑、丰隆、龟尾、大椎等（图3-24）。

操作手法 开天门50次，推坎宫30次，运太阳50次，运耳后高骨50次，清天河水100次，退六腑100次，揉丰隆50次，常规捏脊疗法，由龟尾穴捏至大椎穴，捏拿10遍，操作手法要轻柔和缓。

操作间隔 每天治疗1次，5天为1个疗程。

主　治 风热咳嗽。

方法七

穴位选取 脾经、胃经、板门、天突、膻中、中脘、足三里、丰隆、龟尾、大椎（图3-25）。

操作手法 补脾经300次，清胃经100次，揉板门100次，按天突50次，擦膻中100次，摩中脘2分钟，按揉足三里、丰隆各50次，常规捏脊疗法，由龟尾穴捏至大椎穴，捏拿10遍，操作手法要轻柔和缓。

操作间隔 每天或者隔天治疗1次，7天为1个疗程。

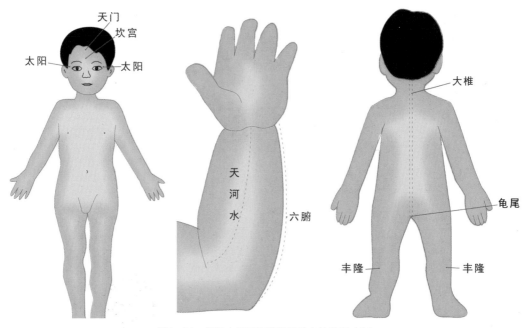

图3-24　急性支气管炎捏脊疗法穴位选取（6）

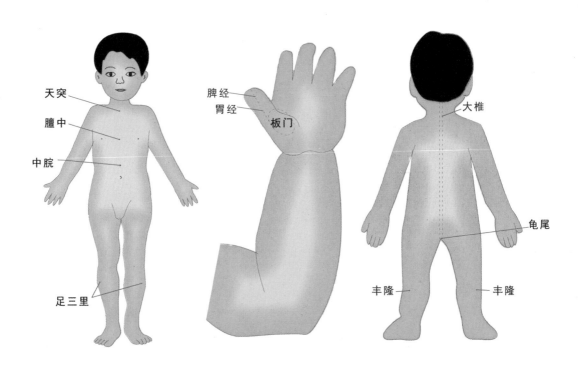

图3-25　急性支气管炎捏脊疗法穴位选取（7）

主　　治 痰湿咳嗽。

方法八

穴位选取 肺经、脾经、三关、外劳宫、内八卦、肺俞、脾俞、足三里、龟尾、大椎（图3-26）。

操作手法 补肺经100次，补脾经300次，推三关100次，揉外劳宫50次，运内八卦50次，按揉肺俞、脾俞、足三里各50次，常规捏脊疗法，由龟尾穴捏至大椎穴，捏拿10遍，操作手法要轻柔和缓。

操作间隔 每天或者隔天治疗1次，7天为1个疗程。

主　　治 脾肺气虚咳嗽。

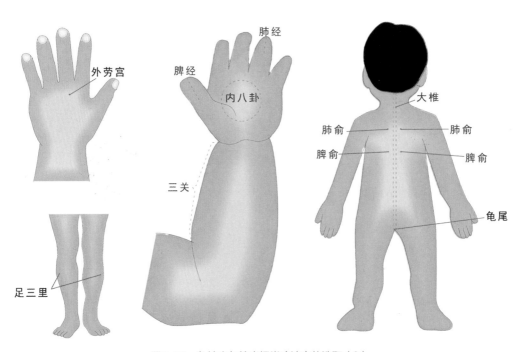

图3-26　急性支气管炎捏脊疗法穴位选取（8）

注意事项

（1）患儿所处居室要温暖，通风和采光良好，空气中要有一定湿度，防止过分干燥。如果家中有吸烟者最好戒烟或去室外吸烟，避免吸烟对患儿的不利影响。

（2）儿童多饮水，确保充分的水分摄入。

（3）根据气温变化增减衣服，避免受凉或者过热。当气温比较低时，一定要注意保暖，防止加重病情。

（4）加强营养，适当开展户外活动，加强体育锻炼，使机体对气温变化的适应能力增强。

（5）加强饮食调理，对患儿要采取少量多餐的方法，给予清淡、营养充分以及均衡易消化吸收的半流质或流质饮食，如稀饭、煮透的面条、新鲜蔬菜、鸡蛋羹、水果汁等。

（6）避免去人多拥挤的公共场所。

（7）积极帮助患儿咳痰。一般情况下，可以采用雾化吸入剂帮助祛痰。

（8）积极预防营养不良、佝偻病、贫血以及各种传染病，按时预防接种，增强机体的免疫能力。

第七节　支气管扩张

支气管扩张指的是支气管及其周围组织的慢性炎症破坏了支气管管壁，导致支气管扩张和变形。主要表现为慢性咳嗽、咳大量脓痰和反复咯血。咯血为支气管扩张最常见也是较难治的症状之一。

支气管扩张病情多反复，治疗效果很差。坚持自我保健按摩可使缓解期延长，发作次数减少。

临床表现

（一）主要症状

咳嗽，多痰，多见于清晨起床后或变换体位时，痰量或多或少，臭味不重，稠厚脓液，不规则的发热并非少见，病程日久者可见程度不同的咯血，贫血及营养不良，患者易患上呼吸道感染、下呼吸道感染，往往反复患肺炎，甚至会并发肺脓肿，常限于同一病变部位。

（二）胸部体征

和肺炎近似，但轻重悬殊，有时听诊毫无所得，但大多数在肺底可闻湿啰音，位置比较固定，如果病区范围较广，纵隔和心脏常由于肺不张或纤维性病变而移位于病侧，患儿营养发育落后，胸廓畸形，杵状指、趾的出现早晚不一，最早者1～2个月就可发生，可在患病肺叶手术切除后自然消失，上颌窦炎比较多见，若病情继续发展，可见肝脏肿大及蛋白尿，也可并发淀粉样变性病及肥大性肺性骨关节病。

捏脊疗法

穴位选取 风门（图3-27）。

操作手法

（1）捏脊：捏脊3遍，当按捏至背部的风门穴处时，稍用力向上提3次，然后配合按、擦风门穴，并轻揉背部。

（2）按风门：两手拇指分别放在背部的风门穴，以指端点按，一按一松，连按21次。

（3）擦风门：两手拇指分别放在背部的风门穴，以指腹做推擦活动，连擦3分钟。

（4）揉背部：用两手拇指分别放在背部的风门穴，以指腹做按揉活动，和缓地揉动3分钟。

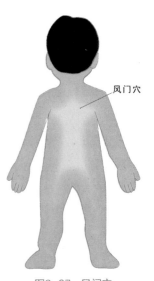

风门穴

图3-27 风门穴

注意事项

（1）避免接触烟雾及刺激性气体。

（2）天冷应当注意保暖，避免受凉感冒。

（3）痰量多时宜采取体位引流(如病变支气管在下叶的采取头低脚高姿势)，每天2～3次，每次约15分钟。

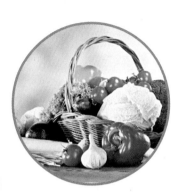

（4）咯血时应轻轻将血咳出，切忌屏住咳嗽以窒息。

（5）抗菌药物应在医师指导下使用，不要自己滥用或者长期使用。

（6）急性期应当注意休息，缓解期可作呼吸操和进行适当的全身体育锻炼，以使增强机体抵抗力及免疫力。

（7）多食用蛋类、鱼类、肉类、奶类和新鲜蔬菜、瓜果类食物。

第八节　肺炎喘咳

肺炎喘咳，为婴幼儿中最常见的病症，古人说："诸喘皆为恶证"。尤其是小儿体质柔弱，更易恶化猝变，因此又是对小儿生命健康威胁较大的急重病症之一。

临床表现

肺炎喘嗽临床以发热、咳嗽、喉间痰鸣、气喘为主要症状，重者可见张口抬肩，面色苍白，呼吸困难，口唇青紫等症，肺部可闻中、细湿啰音。相当于西医学的小儿肺炎。

捏脊疗法

穴位选取 大椎、风门、肩井、肺俞、大肠俞、龟尾、肝经、肺经、天门、天突、膻中（图3-28）。

操作手法

（1）捏脊常规手法3~5遍，由龟尾捏向大椎穴，重提按肺俞、大椎穴以及大肠俞，配合推脊从大椎推向龟尾。

（2）平肝清肺。

（3）按天突、膻中穴。

（4）推天门。

（5）拿肺俞、风门。

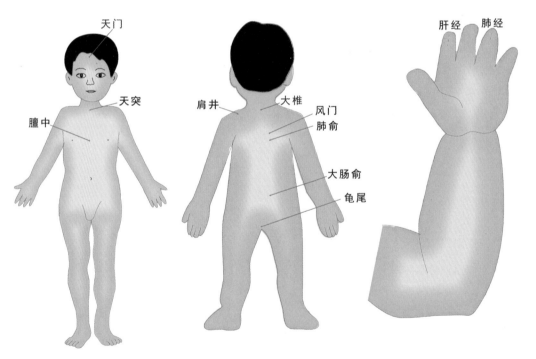

图3-28　肺炎咳喘捏脊疗法穴位选取

注意事项

（1）注意个人卫生，注意居室清洁卫生，经常换气通风，定期消毒。

（2）加强营养，及时增添辅食，补充蛋白质，防止营养不良。

（3）让小儿多晒太阳，多做户外活动；较大儿童应积极锻炼身体，增强体质。

（4）培养良好的饮食及卫生习惯。可给予母乳、牛奶、稀粥、菜汤、米汤、面条等流质饮食，少食多餐；还应注意补充维生素。

（5）气候冷暖多变时，随时增减衣服。感冒流行期间勿去公共场所，避免感受外邪。

（6）呼吸道感染患者应避免与小儿接触，防止传染。

（7）积极预防和治疗其他感染病症，如麻疹、百日咳以及流行性感冒等。

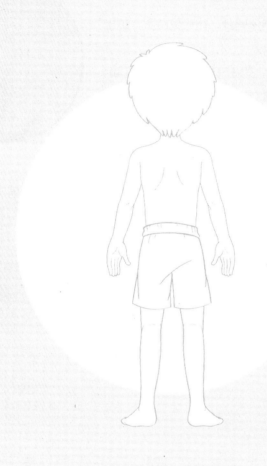

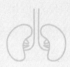

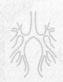

第四章

消化系统病症

- 便秘
- 泄泻
- 厌食
- 呕吐
- 积滞
- 小儿疳证
- 胃炎
- 消化性溃疡
- 脱肛
- 细菌性痢疾
- 小儿呃逆
- 腹胀

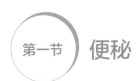

第一节 便秘

便秘指的是持续2周或者2周以上的排便困难。正常人群小儿便秘的发生率是0.3%~28%。小儿便秘可以分为两大类，一类属功能性便秘，这一类便秘通过调理可以痊愈；另一类为先天性肠道畸形导致的便秘，这种便秘通过一般的调理是不可能痊愈的，必须经外科手术矫治。绝大多数的婴儿便秘都是功能性的。儿童功能性便秘是儿童期常见病、多发病，发病率为3%~5%，占儿童消化道门诊的25%。儿童功能性便秘对人体的危害不仅表现在可以影响胃肠功能，还可能影响到儿童的记忆力及智力发育，重者还可导致遗尿，便失禁等。

临床表现

便秘是指大便干燥坚硬，秘结不通，排便时间间隔延长，或者虽有便意但排出困难的一种病症。主要表现为有排便疼痛或费力史；大便干燥坚硬，秘结不通，或者虽有便意但排出困难；排便时间间隔延长，每周排便≤2次；直肠内存在大量粪便团块，或有大块粪便阻塞史或有大块粪便潴留史。属于西医学的功能性便秘。由于排便困难，部分小儿可发生食欲不振，睡眠不安，或可因为便时努力，引起肛裂、脱肛或痔疮。如果便秘长期未能得到有效治疗，可影响患儿生长发育及身心健康。

（一）病后肠道津液不足证

表现为大便次数减少，经常2~3日大便一次，甚至一周一次，大便秘结呈羊粪状，口舌生疮，舌苔黄厚腻，舌质红，脉沉有力，指纹紫。

（二）积滞化热证

表现为大便干结，脘腹胀满，手足心

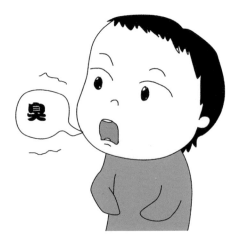

热，不思饮食，口臭，舌质红，舌苔黄、厚腻，脉沉有力，指纹紫。

（三）气郁血虚证

表现为小儿虽然有便意，大便亦不干结，但大便艰难，难以排出，神疲乏力，面色苍白无光泽，舌淡红，舌苔薄白，脉细无力，指纹淡红。

捏脊疗法

方法一

有效穴位 厥阴俞、脾俞、胃俞、脾经、三焦俞、内八卦、四横纹、六腑、腹、天枢、中脘、大肠经、足三里、龟尾（图4-1）。

操作方法

（1）捏脊常规手法，选择重提厥阴俞、脾俞、胃俞以及三焦俞等穴。

（2）配合按摩手法，选择补脾经100次、运内八卦100次、推四横纹50～100次、

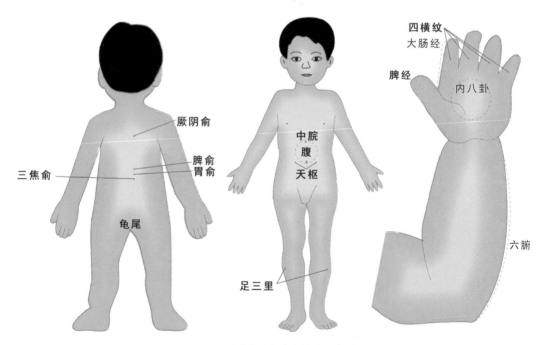

图4-1 小儿便秘捏脊穴位选取（1）

125

推六腑100次、摩腹200次、揉天枢穴100次、清大肠经100次、揉中脘穴100次、揉足三里穴50次、揉龟尾穴30次。

主　治　小儿便秘病后肠道津液不足证。

方法二

有效穴位　厥阴俞、胃俞、脾俞、三焦俞、龟尾等穴，以及大肠经、六腑、四横纹（图4-2）。

操作方法

（1）捏脊常规手法，选择重提厥阴俞、脾俞、胃俞以及三焦俞等穴。

（2）配合按摩手法，选择清大肠100次、推六腑100次、推四横纹50～100次、揉龟尾30次。

主　治　小儿便秘积滞化热证。

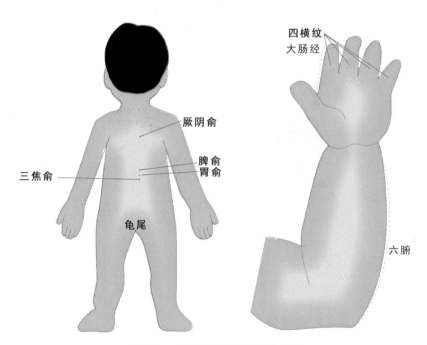

图4-2　小儿便秘捏脊穴位选取（2）

方法三

有效穴位　厥阴俞、脾俞、三焦俞、胃俞、脾经、天枢、中脘、足三里、龟尾等穴，以及四横纹、腹（图4-3）。

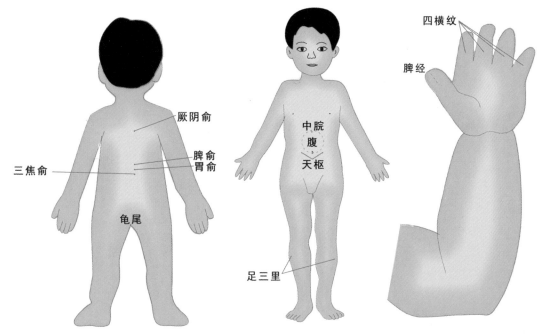

图4-3 小儿便秘捏脊穴位选取（3）

操作方法

（1）捏脊常规手法，选择重提厥阴俞、脾俞、胃俞以及三焦俞等穴。

（2）配合按摩手法，选择补脾经100次、推四横纹50～100次、摩腹200次、揉中脘100次、揉天枢100次、揉足三里50次、揉龟尾30次。

主　治　小儿便秘气郁血虚证。

注意事项

（1）注意孩子的饮食习惯，确保合理的饮食结构，婴儿按时添加辅食，幼儿多食用蔬菜与水果，适当补充粗粮。

（2）合理喂养，适量适度，循序渐进添加辅食。

（3）保持小儿的房间空气流通，温度适宜。

（4）培养孩子养成良好的排便习惯，每天定时、

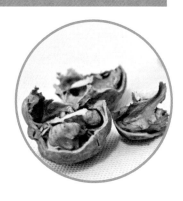

定点地排便。

（5）增加活动量，避免久卧、久坐，避免情志刺激。

（6）便秘时多选食纤维素含量高的蔬菜，多食用一些润肠通便的芝麻、松子仁、核桃肉、蜂蜜等食物，少食用姜、葱、蒜等辛辣食物。

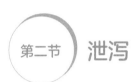

第二节　泄泻

小儿泄泻指的是大便次数增多，大便不成形，呈稀薄或水样便。本病一年四季都可发生，夏秋季节发病率增高。小儿泄泻发生的原因以感受外邪、内伤饮食、脾胃虚弱最为常见。

临床表现

（一）停食停乳证

表现为大便稀，夹有不消化的奶瓣、食物，大便气味酸腐，脘腹胀痛，泻后腹痛减轻，伴有不思饮食，打饱嗝，或者呕吐酸腐，烦躁不安，睡眠不踏实，舌质红，舌苔厚腻，脉滑，指纹滞。

（二）感受湿邪证

表现为大便呈水样，或者是蛋花汤样的大便，大便量多，次数增加，一日可达十多次，伴有腹部疼痛，或呕吐，口渴，发热烦躁，小便量减少，舌质红，苔黄腻，脉滑数，指纹紫。

（三）素体脾虚证

表现为久泻不止或者反复发作，大便清稀，气味不大，特点为进食即泻，夹有不消化的奶瓣、食物，脘腹胀气，伴有形体消瘦，精神倦怠，面色苍白无光泽，舌淡苔白，脉缓弱，指纹淡。

捏脊疗法

方法一

有效穴位　肝俞、脾俞、胃俞、三焦俞、中脘、天枢、足三里、龟尾等穴，以及脾经、大肠经、内八卦、四横纹、六腑、腹（图4-4）。

操作方法

（1）捏脊常规手法，选择重提肝俞、脾俞、胃俞以及三焦俞等穴。

（2）配合按摩手法，选择补脾经100次、运内八卦100次、推四横纹50～100次、推六腑100次、摩腹200次、揉天枢穴100次、揉中脘穴100次、清大肠100次、揉足三里穴50次以及揉龟尾30次。

主　治　小儿泄泻停食停乳证。

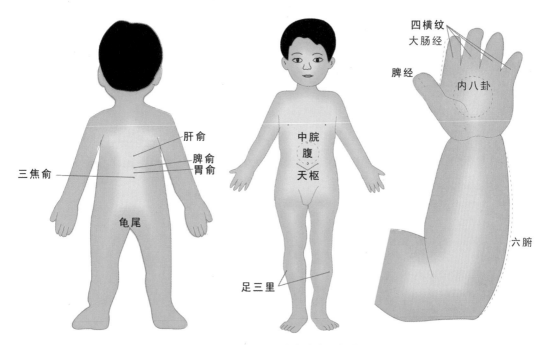

图4-4　小儿泄泻捏脊穴位选取（1）

方法二

有效穴位 肝俞、胃俞、脾俞、三焦俞等穴，以及大肠经、六腑、四横纹、龟尾（图4-5）。

操作方法

（1）捏脊常规手法，选择重提肝俞、脾俞、胃俞以及三焦俞等穴。

（2）配合按摩手法，选择清大肠100次、推六腑100次、推四横纹50～100次以及揉龟尾30次。

主　治 小儿泄泻感受湿邪证。

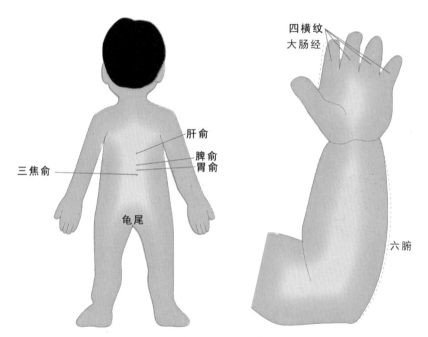

图4-5　小儿泄泻捏脊穴位选取（2）

方法三

有效穴位 肝俞、脾俞、胃俞、三焦俞、中脘、天枢、足三里、龟尾等穴，以及脾经、四横纹、腹（图4-6）。

操作方法

（1）捏脊常规手法，选择重提肝俞、脾俞、胃俞以及三焦俞等穴。

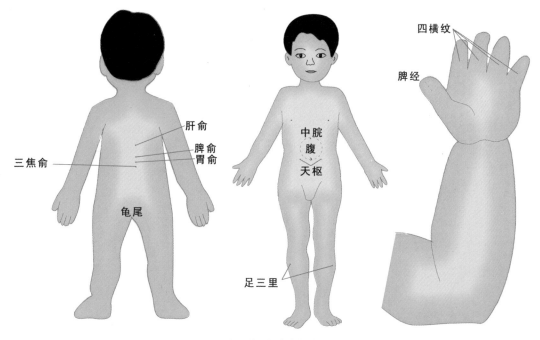

肝俞
脾俞
胃俞
三焦俞
龟尾

中脘
腹
天枢
足三里

四横纹
脾经

图4-6 小儿泄泻捏脊穴位选取（3）

（2）配合按摩手法，选择补脾经100次、推四横纹50～100次、摩腹200次、揉天枢穴100次、揉中脘穴100次、揉足三里穴50次以及揉龟尾30次。

主　治 小儿泄泻素体脾虚证。

注意事项

（1）注意饮食卫生、奶瓶等用具的消毒清洁。食品应清洁、新鲜，不食用变质食品，不要暴饮暴食。饭前、便后要洗手，餐具要卫生。

（2）提倡母乳喂养，不宜在炎热的夏季和小儿有病时断奶。孩子年龄稍大的时候，增添辅食应当先从小量开始，品种不宜太多，在婴儿的脾胃逐渐适应新的食物后渐次增加。

（3）增加户外活动，增强体质，注意气候变化，避免感受外邪，随气温变化增减衣服，避免腹

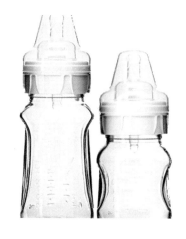

部受凉。

（4）治疗期间应调整小儿饮食，减少胃肠负担。

（5）加强体弱婴幼儿护理，防止交叉感染，合理应用抗生素。

（6）注意科学喂养、定时定量。添加的食物要容易消化、软坚适宜、营养丰富，避免食用生冷、油腻的食物。

（7）细心观察小儿的大便次数、色、量、气味，如果发现腹泻严重、口渴欲饮、尿量减少、皮肤干瘪或目眶凹陷、囟门凹陷、面色苍白、冷汗时出、四肢厥冷、精神萎靡等危重症状，应及时送医院救治。

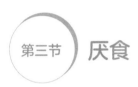

第三节　厌食

小儿厌食症指的是长期的食欲减退或消失、以食量减少为主要症状，是一种慢性消化系统功能紊乱综合征，为儿科常见病、多发病，1~6岁小儿多见，且有逐年上升趋势。严重者可导致营养不良、贫血、佝偻病及免疫力低下，出现反复呼吸道感染，对儿童生长发育、营养状态以及智力发展也有不同程度的影响。

临床表现

本病的临床特征是以纳呆、食少为主，对进食不感兴趣，甚至厌恶，食量比正常同龄儿童显著减少，且有较长的病程。本病各年龄段均可发生，以1~6岁多见，城市儿童发病率较高。发病没有明显季节性，但夏季暑湿之时，可使症状加重。患儿除食欲不振外，一般没有特殊不适，预后良好。

（一）脾胃阴虚证

表现为不思饮食，面色、皮肤干燥无光泽，夜寐不安，夜间汗多，舌质红少津，苔少花剥，脉细数，指纹红。

（二）脾胃气虚证

表现为病后不思饮食，面色苍白，夜寐不安，汗多乏力，舌质淡，苔薄白，脉细无力，指纹淡。

（三）肝脾不和证

表现为不思饮食，烦躁不安，夜间啼哭不安，白天爱发脾气，舌质红，苔薄黄，脉弦，指纹红。

捏脊疗法

方法一

有效穴位 板门、脾经、内八卦、胃俞、脾俞、大肠俞（图4-7）。

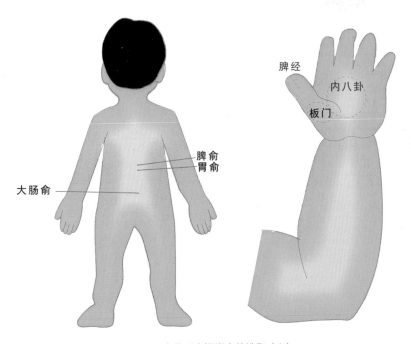

脾经

内八卦

板门

脾俞
胃俞

大肠俞

图4-7　小儿厌食捏脊穴位选取（1）

操作方法

（1）捏脊常规手法，选择重提脾俞、胃俞以及大肠俞。

（2）配合按摩手法，选择揉板门300次、补脾经100次、运内八卦100次。

主　治　小儿厌食脾胃阴虚证。

方法二

有效穴位　脾经、内八卦、板门、四横纹、腹、胃俞、脾俞、大肠俞（图4-8）。

操作方法

（1）捏脊常规手法，选择重提脾俞、胃俞以及大肠俞。

（2）配合按摩手法，选择补脾经100次、揉板门300次、运内八卦100次、推四横纹50～100次、摩腹200次。

主　治　小儿厌食脾胃气虚证。

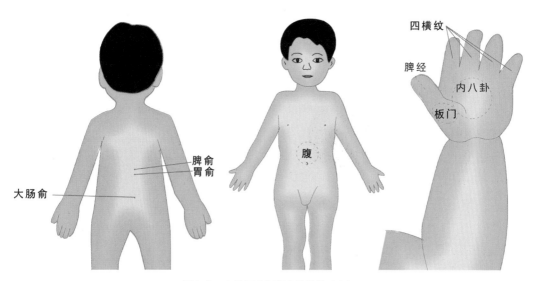

图4-8　小儿厌食捏脊穴位选取（2）

方法三

有效穴位　肝经、脾经、内八卦、中脘、胃俞、脾俞、大肠俞等穴（图4-9）。

操作方法

（1）捏脊常规手法，选择重提脾俞、胃俞以及大肠俞。

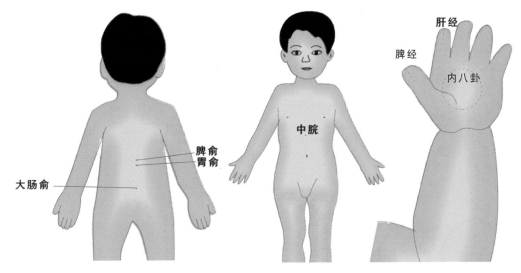

图4-9 小儿厌食捏脊穴位选取（3）

（2）配合按摩手法，选择清肝经100次、补脾经100次、运内八卦100次、揉中脘100次。

主 治 小儿厌食肝脾不和证。

注意事项

（1）饮食要规律，定时进餐，确保饮食卫生；营养要全面，多食用粗粮杂粮和水果蔬菜；生活规律，睡眠充足，定时排便；节制零食和甜食，少喝饮料。

（2）纠正偏食、挑食、食用零食及冷饮的习惯，多食用蔬菜水果，保持大便通畅。少食用糖果、巧克力及油炸食物，少喝饮料、冷饮，不滥用补品。

（3）改善进食环境，使孩子能够集中精力进食，并保持心情舒畅。防止"追喂"等过分关注孩子进食的行为。

（4）加强体育锻炼，不盲目食用药，不滥用保健品。

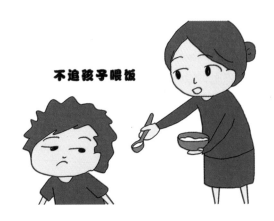

不追孩子喂饭

（5）吃饭要定时定量，以吃饱而不过饱为度，使胃中的食物在一定时间内排空，重新产生食欲。

（6）出现食欲不振时，要及时查明原因，采取针对性治疗措施。对病后胃气刚恢复者，要逐渐增加饮食，切勿暴饮暴食而造成脾胃复伤。

（7）注意精神调护，培养良好性格，教育孩子要循循善诱，切勿训斥责骂，改变生活环境要逐步适应，避免惊恐恼怒使之损伤。

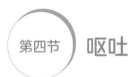

呕吐为小儿时期常见的临床症状，不同年龄、不同种疾病均可发生呕吐。由于食管、胃或肠道呈逆向蠕动并伴有腹肌强力痉挛和收缩，迫使食道及胃内容物由口和鼻涌出。呕吐可以是独立的症状，也可是原发病的伴随症状。单纯呕吐把食用过多生、冷食物以及腐败、有毒食品吐出来，也是机体一种保护功能。遇到孩子出现呕吐时不要惊慌，观察病情，正确护理。

临床表现

呕吐是婴幼儿的常见症状之一，主要表现为胃肠内容物通过贲门、食管以及口腔被强力呕出。呕吐多突然发生，也可先出现恶心之后出现呕吐。幽门痉挛多表现为喷射性呕吐，多发生于出生后2~3周的新生儿。反复呕吐可出现脱水、营养不良，影响小儿的生长发育，要引起重视。

（一）脾胃虚寒型

表现为病后不思饮食，食后良久方吐，朝食暮吐，进食后食物不消化，舌质淡，汗多乏力，苔白，脉细无力，指纹淡。

（二）乳食内积型

表现为呕吐酸腐不消化食物，厌恶进食，脘腹胀满，口气秽浊，大便秘结或泻下酸臭。舌质红，苔厚腻，脉滑数，指纹紫滞。

（三）肝逆犯胃型

表现为饮食不化，呕吐酸腐，打嗝嗳气，易哭易闹，精神烦躁，舌边红，苔腻，脉弦，指纹紫。

捏脊疗法

方法一

有效穴位 肝俞、脾俞、胃俞等穴，以及脾经、内八卦、板门、四横纹、腹（图4-10）。

操作方法

（1）捏脊常规手法，选择重提肝俞、脾俞以及胃俞等穴。

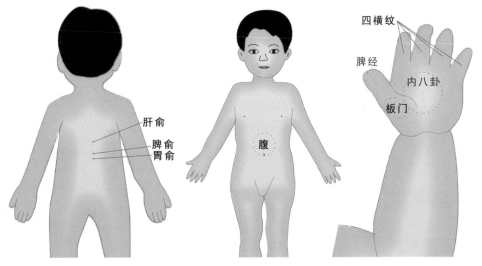

图4-10 小儿呕吐捏脊穴位选取（1）

（2）配合按摩手法，选择补脾经100次、运内八卦100次、揉板门300次、推四横纹50~100次、摩腹200次。

主 治 脾胃虚寒型小儿呕吐。

方法二

有效穴位 肝俞、脾俞、胃俞等穴，以及板门、内八卦、脾经、大肠经（图4-11）。

操作方法

（1）捏脊常规手法，选择重提肝俞、脾俞以及胃俞等穴。

（2）配合按摩手法，选择揉板门300次、补脾经100次、运内八卦100次、清大肠100次。

主 治 乳食内积型小儿呕吐。

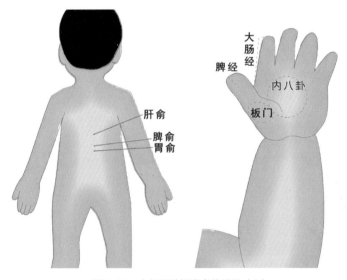

图4-11 小儿呕吐捏脊穴位选取（2）

方法三

有效穴位 肝俞、脾俞、胃俞等穴，以及肝经、脾经、内八卦、中脘、腹（图4-12）。

操作方法

（1）捏脊常规手法，选择重提肝俞、脾俞以及胃俞等穴。

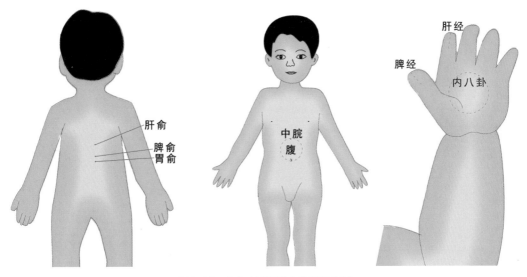

图4-12 小儿呕吐捏脊穴位选取（3）

（2）配合按摩手法，选择清肝经100次、运内八卦100次、补脾经100次、揉中脘
穴100次、摩腹200次。

主 治 肝逆犯胃型小儿呕吐。

注意事项

（1）对呕吐患儿应当适当控制乳食；呕吐频繁者，必要时应予禁食，待病情缓解
后，再酌情增加饮食量。

（2）注意饮食调理，食物宜清淡而富有营养，且易消化；进食要定时定量，少食
肥甘厚味，应荤素搭配，纠正小儿偏食的习惯。

（3）注意饮食清洁卫生，不食用腐败变质食品，不多食用生冷食品，预防食物
中毒。

（4）呕吐严重时，呕吐物会由鼻腔喷出，需立即清除鼻腔异物，保持呼吸道畅通。
如呕吐发生在婴儿直立或者卧床时，可以先让婴儿身体向前倾或维持侧卧的姿势，让呕
吐物易于流出，不至于吸入造成窒息或者引发吸入性肺炎。

（5）保持口腔的清洁。呕吐后会有食物残渣残留在口腔中，可以用湿纱布清洁
口腔。

（6）反复呕吐导致水电解质代谢紊乱者，应当及时给予静脉滴注补液。

（7）注意观察患儿呕吐与饮食、服药的关系，以及呕吐物的内容物、颜色及次数。若小儿呕吐次数多，又为喷射性的呕吐，并伴有发热，应尽早去医院治疗。

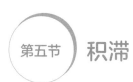

第五节 积滞

积滞是指小儿乳食喂养不当，食滞中脘，积聚不消化而形成的一种肠胃疾病。临床以不思乳食，脘腹胀满或疼痛，嗳气酸腐或呕吐，大便酸臭或便秘，舌苔厚腻为特征。如果积滞不消，天长日久，就会出现消化道和全身的病症，病久了耗伤小儿正气和津液，可以出现极度消瘦，进一步发展形成疳证。所以积滞是病的早期，偏于实证；疳证是病的后期，偏于虚证。

临床表现

（一）病后脾虚积滞证

表现为形体瘦弱，精神疲乏，腹胀，生病后出现不思饮食，大便有不消化的食物，睡眠不安，晨起口中有酸腐气味，舌质淡，苔白腻，脉细滑，指纹紫滞。

（二）喂养不当，食积化热证

表现为不思乳食，呕吐酸腐，胀气，大便秘结，手足心热，哭闹不安，舌质红，苔白厚或黄厚，脉滑，指纹紫滞。

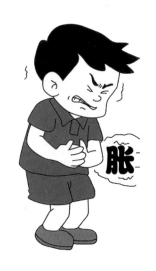

捏脊疗法

方法一

小儿积滞基本手法。

有效穴位 肺俞、脾俞、胃俞、中脘、天枢、脾经、三关、天河水、板门、四横纹等（图4-13）。

操作方法

（1）捏脊常规手法，捏完后重按肺俞、脾俞以及胃俞穴。

（2）配合按摩手法，选择揉天枢100次、补脾经100次、揉中脘100次、推三关100次、清天河水100次、揉板门300次、推四横纹50~100次。

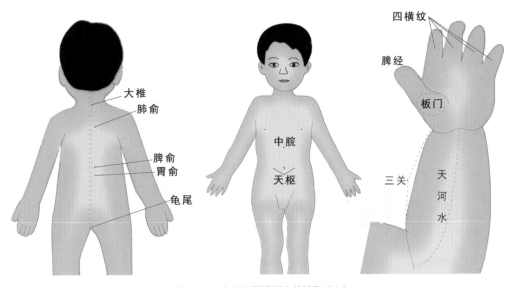

图4-13 小儿积滞捏脊穴位选取（1）

方法二

有效穴位 胃俞、脾俞、大肠俞、脾经、三焦俞、内八卦、板门、四横纹、天枢（图4-14）。

操作方法

（1）捏脊常规手法，选择重提胃俞、脾俞、大肠俞以及三焦俞。

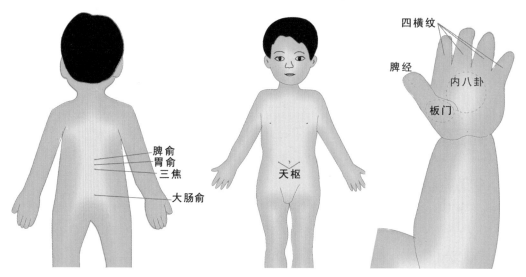

图4-14　小儿积滞捏脊穴位选取（2）

（2）配合按摩手法，选择补脾经100次、揉板门300次、运内八卦100次、推四横
纹50～100次、揉天枢100次。

主 治 小儿积滞病后脾虚积滞证。

方法三

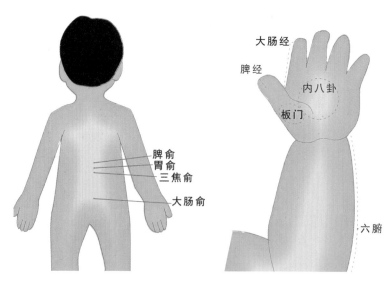

图4-15　小儿积滞捏脊穴位选取（3）

有效穴位　胃俞、脾俞、大肠俞、三焦俞、大肠经、脾经、板门、内八卦、六腑（图4-15）。

操作方法

（1）捏脊常规手法，选择重提胃俞、大肠俞、脾俞、三焦俞。

（2）配合按摩手法，选择清大肠300次、揉板门300次、运内八卦100次、补脾经100次、推六腑100次。

主　治　小儿积滞喂养不当，食积化热证。

注意事项

（1）调节饮食，合理喂养，为小儿选择易于消化及富有营养的食物，进食宜定时定量，忌暴饮暴食、过多食用生冷瓜果、肥甘厚味、偏食零食及妄加滋补。

（2）根据小儿生长发育需求，逐渐添加各种辅助食品，按由少到多、由稀至稠、由一种到多种，循序渐进的原则进行。辅食既不可骤然添加过多，导致脾胃不能适应而积滞不化；也不可到期不给添加，使婴儿脾胃运化功能不能逐渐增强而饮食难化。

（3）合理安排小儿生活起居，确保充足的睡眠时间，经常户外活动，呼吸新鲜空气，多晒太阳，增强体质。

（4）对于慢性疾病引起积滞的，应当积极查找原因，采取针对性治疗。

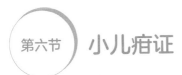

第六节　小儿疳证

疳证是小儿常见的脾胃病，是由喂养不当，或多种疾病影响，使脾胃受损，气液耗伤而形成的一种慢性病证。临床以形体消瘦，面黄发枯，精神萎靡或烦躁，饮食异常，大便不调为主要临床特征。疳证多由积滞转化发展而来。疳证分为疳气、疳积、干疳。本病多见于5岁以下小儿，发病无明显季节性。因其起病缓慢，病程迁延，严重地影响小儿的生长发育。

临床表现

（一）疾病影响，病后失调型

表现为形体消瘦明显，面色苍白，饮食不振，肚腹膨胀，或善食易饥，精神烦躁，舌质淡，苔白腻，脉沉细滑，指纹紫滞。

（二）喂养不当，饮食失调型

表现为形体略消瘦，体重不增，毛发稀疏，面色萎黄，不思饮食，腹胀，烦急不安，大便干稀不调，舌淡，苔薄白略腻，脉细有力，指纹淡。

（三）先天禀赋不足型

表现为出生后体重低，形体干枯赢瘦，精神萎靡，面色萎黄，啼哭无力，不思饮食，大便干稀不调，腹凹如舟，舌质淡嫩，苔少花剥，脉沉细弱，指纹色淡隐伏。

捏脊疗法

方法一

小儿疳证基本手法。

有效穴位 肺俞、脾俞、胃俞、脾经、四横纹、外劳宫、内八卦、外八卦、上马、三关等（图4-16）。

操作方法

（1）捏脊常规手法，捏完后重提按脾俞及胃俞等穴。

（2）配合按摩手法，选择清补脾经100次、揉外劳宫穴50次、运内八卦100次、推四横纹50～100次、揉二人上马100次、推三关100次。

方法二

有效穴位 脾俞、胃俞、三焦俞、肾俞、大肠俞、胃经、脾经、内八卦、板门、四横纹、腹、足三里、肾顶等穴（图4-17）。

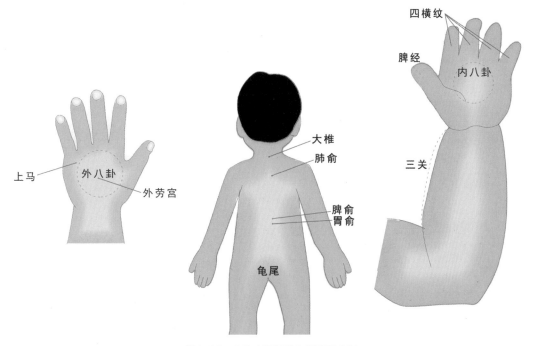

图4-16　小儿疳证捏脊穴位选取（1）

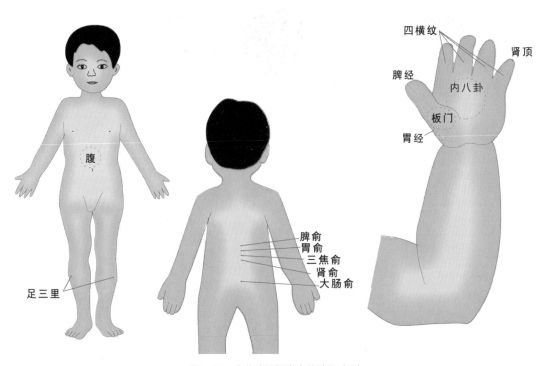

图4-17　小儿疳证捏脊穴位选取（2）

操作方法

（1）捏脊常规手法，选择重提脾俞、胃俞、三焦俞、肾俞以及大肠俞等穴。

（2）配合按摩手法，选择补脾经100次、运内八卦100次、清胃经100次、揉板门300次、推四横纹50～100次、摩腹200次、揉足三里50次、补肾顶等穴30次。

主治 疾病影响，病后失调型小儿疳证。

方法三

有效穴位 脾俞、胃俞、三焦俞、肾俞、大肠俞、胃经、脾经、内八卦、板门、四横纹及腹部（图4-18）。

操作方法

（1）捏脊常规手法，选择重提脾俞、胃俞、三焦俞、肾俞以及大肠俞等穴。

（2）配合按摩手法，选择补脾经100次、运内八卦100次、清胃经100次、揉板门300次、推四横纹50～100次、摩腹200次。

主治 喂养不当，饮食失调型小儿疳证。

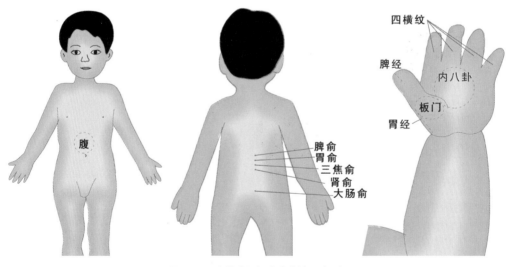

图4-18 小儿疳证捏脊穴位选取（3）

方法四

有效穴位 脾俞、胃俞、肾俞、三焦俞、大肠俞、脾经、内八卦、板门、腹、足三里、肾顶、肚角（图4-19）。

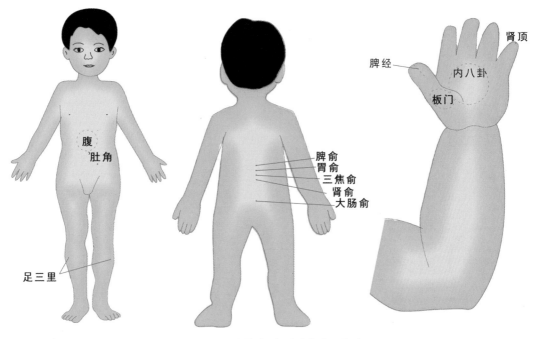

图4-19　小儿疳证捏脊穴位选取（4）

操作方法

（1）捏脊常规手法，选择重提脾俞、胃俞、三焦俞、肾俞以及大肠俞等穴。

（2）配合按摩手法，选择补脾经100次、运内八卦100次、摩腹200次、揉板门300次、揉足三里50次、补肾顶30次、拿肚角（左右各拿5次）。

主　　治　先天禀赋不足型小儿疳证。

注意事项

（1）积极提倡母乳喂养。喂养要定时、定量、定质，纠正饮食偏嗜、贪吃零食、饥饱不均等不良的饮食习惯。

（2）合理添加辅食。添加辅食时要遵循先稀（米汤、菜汤、果汁）后干（奶糕、鸡蛋黄），先素（豆制品、菜泥）后荤（鱼泥、肉末），先少后多的原则。

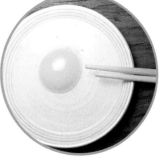

（3）重症患儿注意全身护理，预防感染。

（4）断乳后，适度补充富含营养的食物，食物宜软烂易消化，品种多样，易于消化又富有营养。

（5）合理安排小儿生活起居，确保充足的睡眠时间，经常户外活动，呼吸新鲜空气，多晒太阳，增强体质。

（6）对患儿要定期测量身高、体重，注意病情变化。

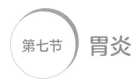

胃炎

胃炎是由多种病因导致的胃黏膜炎症。分为急性和慢性两类，前者多为继发性；后者多为原发性，更为多见。

本病属中医"胃脘"“胃络痛"“胃痞"等范畴。本病病因、病机的较早描述是《素问·举痛论》中："寒气客于肠胃之间，膜原之下，血不得散，小络急引，故痛。"

临床表现

（一）急性胃炎

表现为食欲不振、恶心以及呕吐。常有不同程度的上消化道出血，吐出咖啡渣样物，呕血或者排出黑色粪便。但是腹痛不明显，轻症很快痊愈，大量出血可发生休克。

（二）慢性胃炎

除少数患者之外，多数是不同程度的消化道症状，病程迁延。比较常见的症状为脐周疼痛，幼儿腹痛可仅表现为不安及正常进食行为改变，年长儿童症状似成年人，常诉上腹痛。和溃疡病在进食后疼痛减轻不同，胃炎患儿进食后疼痛常加剧，在进食之后立即出现。由胆汁反流所致者，常有持续性上腹部不适感或疼痛，进食后转重，可伴有恶心与胆汁性呕吐。本病患者常有厌食、消瘦以及贫血等症状出现；可有少量上消化道出血，但是大量出血少见。胃窦胃炎的症状有时与消化性溃疡相似，没有明显体征，偶有上腹部压痛。

（三）实验室及其他检查

（1）血常规：急性期中性粒细胞数大多增高。

（2）内镜和活组织检查：急性胃炎由于病变浅表，钡餐造影检查常阴性，所以需进行内镜检查。主要病理变化为胃黏膜充血、水肿，表面有片状渗出物及黏液，黏膜皱壁上有潜在细小的出血点、糜烂或小脓肿。慢性胃炎表现为胃黏膜充血、水肿，可有糜烂、出血。胃镜观察也可正常，所以均需进行组织学检查。黏膜固有层有广泛的淋巴细胞与浆细胞浸润，胃腺正常，常伴随溃疡病发生。

（3）Hp检查：可进行细菌培养、组织银染色以及尿素酶活性试验，或同时测定血清Hp特异性IgG抗体。

捏脊疗法

方法一

穴位选取 脾经、胃经、三关、外劳宫、脐、天枢、脾俞、胃俞（图4-20）。

操作手法 补脾经300次，补胃经300次，推三关100次，揉外劳宫100次，揉脐和天枢各50次，逆时针方向摩腹5分钟，振腹1分钟，常规捏脊10遍，按揉脾俞和胃俞各50次。

操作间隔 每天或者隔天治疗1次，7天为1个疗程。

主 治 胃炎寒邪犯胃证。

方法二

穴位选取 脾经、大肠经、天河水、六腑、脐、天枢、脾俞、胃俞（图4-21）。

操作手法 补脾经100次，清大肠300次，清天河水100次，退六腑100次，顺时针方向摩腹3分钟，揉脐和天枢100次，常规捏脊疗法10遍，手法和缓，重点揉按脾俞和胃俞。

操作间隔 每天或者隔天治疗1次，7天为1个疗程。

主 治 胃炎湿热中阻证。

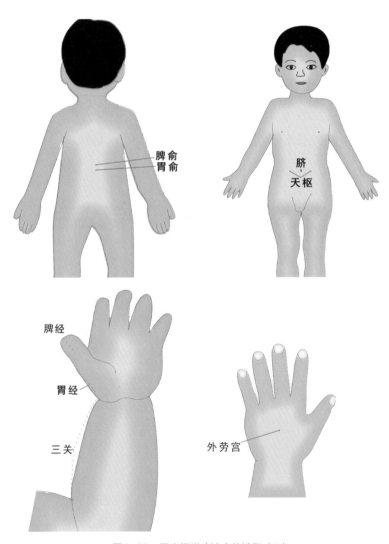

图4-20 胃炎捏脊疗法穴位选取（1）

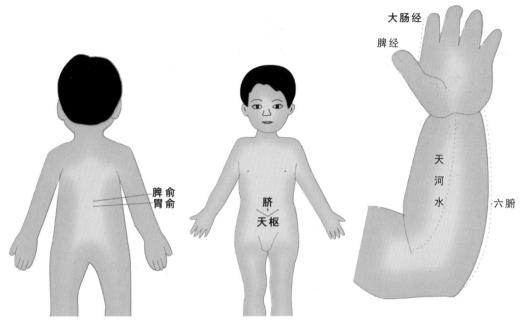

图4-21 胃炎捏脊疗法穴位选取（2）

方法三

穴位选取 脾经、胃经、三关、脐、气海、关元、肝俞、胆俞、脾俞、胃俞、血海、足三里（图4-22）。

操作手法 补脾经300次，补胃经300次，推三关100次，逆时针方向摩腹5分钟，振腹1分钟，三指揉脐、气海以及关元各50次，常规捏脊10遍，按揉肝俞、胆俞、脾俞、胃俞、血海以及足三里，每穴各50次。

操作间隔 每天或者隔天治疗1次，7天为1个疗程。

主 治 胃炎日久脾肾亏虚证。

方法四

穴位选取 板门、脾经、胃经、大肠经、小肠经、内八卦、四横纹、中脘、脐、天枢、脾俞、胃俞（图4-23）。

操作手法 揉板门100次，补脾经300次，清胃经100次，清大肠300次，清小肠100次，运内八卦50次，推四横纹50次，顺时针方向摩腹3分钟，摩中脘100次，揉脐和天枢各50次，常规捏脊疗法10遍，手法和缓，重点揉按脾俞、胃俞。

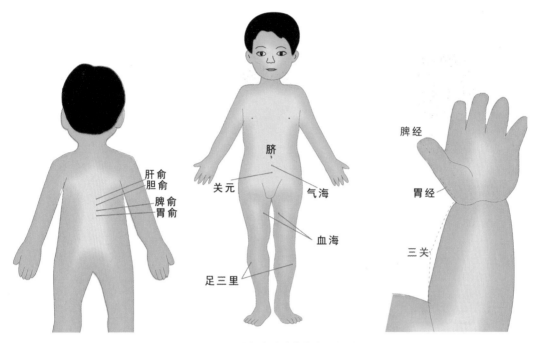

图4-22 胃炎捏脊疗法穴位选取（3）

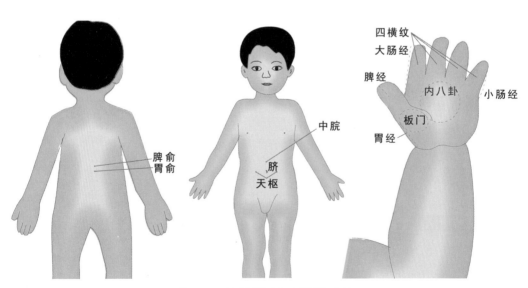

图4-23 胃炎捏脊疗法穴位选取（4）

操作间隔　每天或者隔天治疗1次，7天为1个疗程。

主　　治　胃炎饮食停滞证。

方法五

穴位选取　脾经、胃经、肝经、胁肋、期门、章门、肝俞、胆俞、脾俞、胃俞、阳陵泉、足三里（图4-24）。

操作手法　补脾经300次，补胃经300次，清肝经100次，顺时针方向摩腹5分钟，搓摩胁肋3分钟，三指揉期门、章门各50次，常规捏脊10遍，按揉肝俞、胆俞、脾俞、胃俞、阳陵泉以及足三里，每穴各50次。

操作间隔　每天或者隔天治疗1次，7天为1个疗程。

主　　治　胃炎肝气犯胃证。

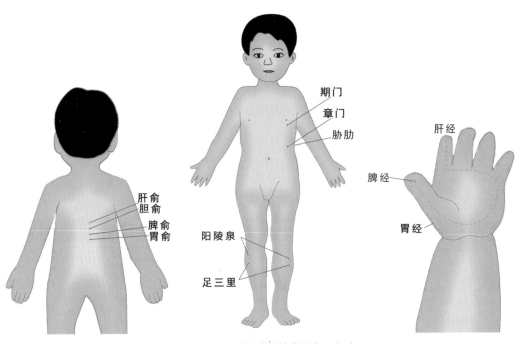

图4-24　胃炎捏脊疗法穴位选取（5）

注意事项

饮食治疗的原则是维持患儿营养摄入，以确保其正常生长发育，预防营养失调。根据患儿的年龄、生活习惯安排易于消化的食物，少量多餐，避免刺激性食物及饮料等。

<table>
<tr><td>第八节</td><td>消化性溃疡</td></tr>
</table>

消化性溃疡主要是指胃、十二指肠黏膜以及其深层组织的一种局部缺损。目前认为，其发病同胃酸分泌过多、胃黏膜屏障功能减弱以及幽门螺杆菌感染有关，不同年龄临床表现不一，可有反复发作性腹痛及呕吐，不明原因贫血，突然出现头晕、呕血、便血甚至休克等，而年龄越小症状越不典型。

本病可发生于任何年龄小儿，男女比例为（2~3）：1，入学儿童6岁以后十二指肠溃疡病和胃溃疡病之比为（3~12）：1。原发性溃疡以十二指肠溃疡病为主，大多为慢性，常见于学龄儿童和青少年；继发性溃疡以胃的急性溃疡为主，新生儿和婴幼儿较易发生。

中医称本病为"胃疡""胃脘痛"。《灵枢·邪气脏腑病形》说："胃病者，腹䐜胀，胃脘当心而痛。"是对本病的较早描述。《景岳全书·心腹痛》对本病病因、病理和治疗方法进行了详细概括，指出："胃脘痛证，多有因食、因寒、因气不顺者。然因食因寒，亦无不皆关于气。盖食停则气滞，寒留则气凝。所以治痛之要，但察其果属实邪，皆当以理气为主。"如果并发消化道出血者，则属血证范畴。

临床表现

（一）症状

小儿消化性溃疡可以发生在任何年龄，不同年龄临床表现不一，年龄越小症状越不典型。

（1）新生儿期多为应激性溃疡，以突然上消化道出血及穿孔为主要特征。发病急骤，便血、呕血、腹胀、休克，常没有前驱症状，易被误诊。

（2）婴幼儿期主要症状是反复呕吐，生长发育不良和消化道出血。

（3）学龄前期原发性溃疡逐渐增多，急性溃疡减少，十二指肠溃疡多于胃溃疡。主要症状包括脐周不规则疼痛，进食后加重，反复呕吐及出血等。

（4）学龄期临床症状逐渐和成年人接近。腹痛为主要表现，大多呈间歇性上腹痛或者脐周痛，与进食无关，有时进食后可缓解，但是数小时后又再发作疼痛，有时为夜间痛。有些患儿还可出现嗳气、泛酸、便秘以及消瘦；也有患儿过去无慢性上腹痛史，突然出现呕吐、便血以及昏厥甚至休克表现，或由于慢性贫血而被发现有溃疡病。

（二）体征

单纯的胃、十二指肠溃疡病时没有明显体征，检查时可发现上腹正中或偏右可有深部压痛，或脐上部压痛。后壁溃疡和周围组织广泛粘连穿孔者，可扪到肿块。

（三）实验室及其他检查

（1）钡餐造影检查：造影是溃疡病的确诊依据。胃大弯侧痉挛性切迹、局部压痛、十二指肠球部激惹、充盈不佳以及畸形等仅能提示但不能确诊。钡餐造影的诊断准确性大约为60%，气钡双重造影可使黏膜显示清晰，但是小儿常不能配合完成。

（2）胃镜检查：确诊率达95%以上。其优点是不仅能直接发现病变、确诊率高，而且可以做黏膜活检、直接止血、摘除息肉等治疗，同时还可摄影、录像留作记录。在上消化道出血的紧急情况下，出血24～48小时内应当尽可能进行急症检查，及时明确出血原因。儿童中开展胃镜检查是安全的，但必须严格掌握适应证和禁忌证。

捏脊疗法

方法一

穴位选取 脾经、肾经、三关、外劳宫、中脘、脐、足三里、龟尾、大椎（图4-25）。

操作手法 补脾经、肾经各300次，推三关以及揉外劳宫各50次，揉中脘50次，补法揉脐50次，按揉足三里50次，捏脊常规手法10遍，从龟尾捏至大椎穴，手法和缓而疾，调整脏腑。

操作间隔 每天或者隔天治疗1次，7天为1个疗程。

主　治 消化性溃疡虚寒痛。

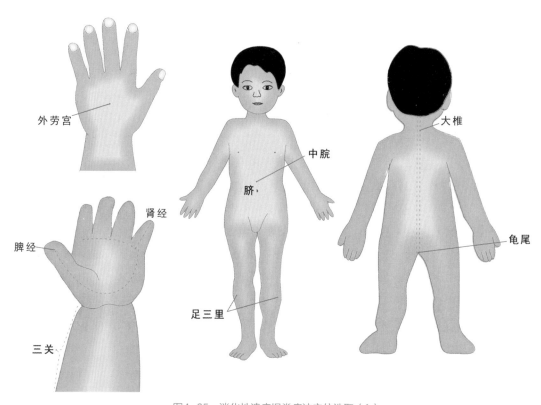

图4-25 消化性溃疡捏脊疗法穴位选取（1）

方法二

穴位选取 脾经、外劳宫、三关、一窝风、大椎、龟尾（图4-26）。

操作手法 补脾经300次，揉外劳宫、推三关以及掐揉一窝风各50次，摩腹5分钟，拿肚角5次，捏脊常规手法10遍，从龟尾捏至大椎穴，手法由缓而疾，由轻而重，以加快神经的传导和对脏腑的调整。

操作间隔 每天或者隔天治疗1次，7天为1个疗程。

主　治 消化性溃疡寒证。

方法三

穴位选取 脾经、板门、内八卦、大肠经、一窝风、中脘、天枢、肚角、足三里、龟尾、大椎等（图4-27）。

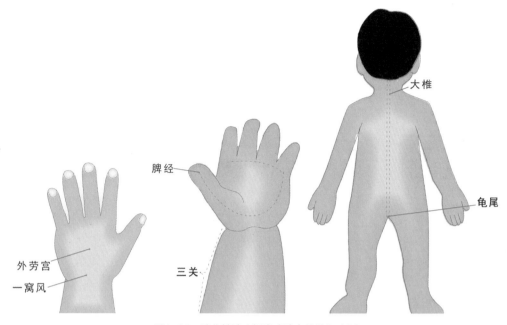

图4-26 消化性溃疡捏脊疗法穴位选取（2）

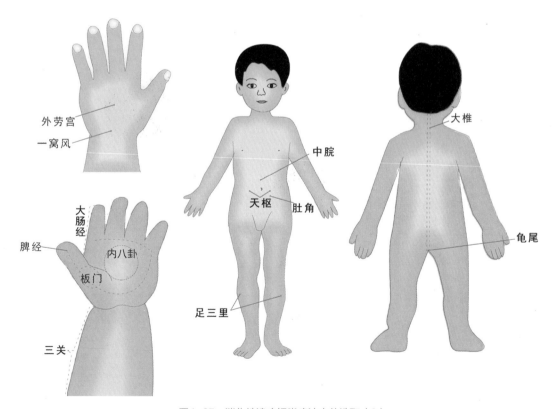

图4-27 消化性溃疡捏脊疗法穴位选取（3）

操作手法 补脾经300次，运板门、运内八卦、清大肠经以及揉一窝风各50次，揉中脘、揉天枢各50次，摩腹3分钟，分推腹阴阳100次，拿肚角5次，揉足三里50次，捏脊常规手法10遍，从龟尾捏至大椎穴，手法由缓而疾，从轻而重，以加快神经的传导和对脏腑的调整。

操作间隔 每天或者隔天治疗1次，7天为1个疗程。

主　治 消化性溃疡伤食痛。

方法四

穴位选取 大肠经、天河水、六腑、脐、天枢、龟尾、大椎（图4-28）。

操作手法 清大肠经300次，清天河水50次，退六腑100次，顺时针方向摩腹3分钟，揉脐和天枢50次，捏脊常规手法10遍，从龟尾捏至大椎穴，手法由缓而疾，由轻而重，以加快神经的传导和对脏腑的调整。

操作间隔 每天或者隔天治疗1次，7天为1个疗程。

主　治 消化性溃疡热证。

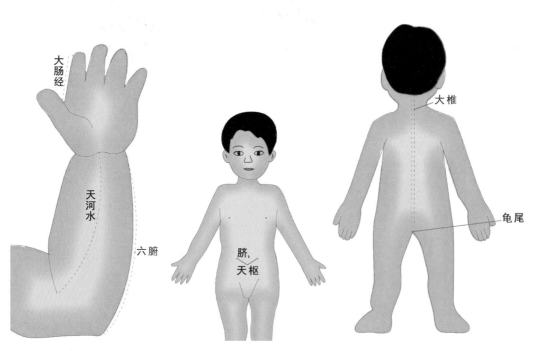

图4-28 消化性溃疡捏脊疗法穴位选取（4）

注意事项

（1）小儿消化性溃疡的饮食注意事项：定时定量进餐，三餐均应为营养平衡的膳食。不要片面强调高营养，要做到科学的饮食搭配，多食用高蛋白、低脂肪和易消化的食物；不要长期食用刺激性大的食物，不过量食用冷饮，如冰淇淋等。对有出血症状的消化性溃疡患儿，按照具体情况，不断变换饮食，由禁食、流质以及半流质逐渐过度到普食。注意劳逸结合，合理安排小孩的学习及生活，不要让孩子过度疲劳，精神紧张。

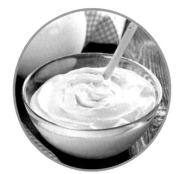

（2）小儿消化性溃疡的其他注意事项：在患病期间，只喂开水或者淡盐水，然后逐渐恢复饮食，而且要由稀到稠、由少到多。通常根据病情，可在3~5天内逐步恢复到正常饮食。若是母乳喂养，需减少喂奶次数及每次喂奶时间，甚至暂停辅食，母亲宜少食用油腻物以减少奶中脂肪；若是人工喂养，可先食用米汤或稀释牛奶(最好是酸牛奶)，也要减少喂奶次数及每次喂奶量。同时，要做好口腔护理和各种清洁消毒工作，勤换尿布，便后要用温水清洗肛门，避免发生红臀。而患儿的腹部也要保温，以减轻因肠蠕动过快而引起的腹痛。

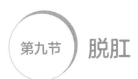

第九节　脱肛

脱肛指的是直肠从肛门脱垂的一种中医病证，是小儿常见症状之一，多见于1~3岁小儿。

临床表现

（一）气虚脱肛

直肠从肛门脱出不收，肿痛不甚，面色㿠白或者萎黄，形体消瘦，精神萎靡，舌淡苔薄，指纹色淡。

（二）实热脱肛

直肠从肛门脱出，红肿刺痛或瘙痒，小便赤，大便干，口干苔黄，指纹色紫。

捏脊疗法

方法一

穴位选取 脾经、肺经、大肠经、百会、龟尾、三关、脾俞、肾俞、大肠俞、七节骨、大椎（图4-29）。

操作手法 补脾经、补肺经、补大肠经各300次，按揉百会和揉龟尾各50次，推

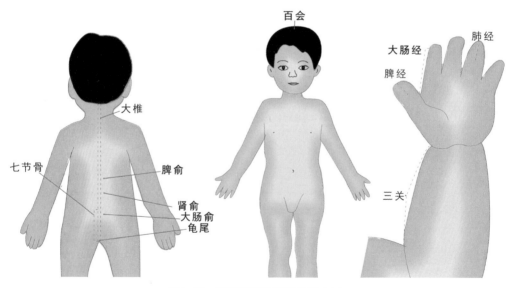

图4-29 脱肛捏脊疗法穴位选取（1）

三关100次，揉脾俞、肾俞、大肠俞各50次，推上七节骨100次，捏脊常规手法10遍，从龟尾捏至大椎穴，手法由缓而疾，由轻而重。

操作间隔　每天治疗1次，10天为1个疗程。

主　治　气虚脱肛证。

方法二

穴位选取　脾经、大肠经、小肠经、六腑、天枢、膊阳池、七节骨、龟尾、大椎（图4-30）。

操作手法　清脾经、清大肠经、清小肠经各300次，退六腑100次，揉天枢和揉膊阳池各50次，推下七节骨100次，揉龟尾50次，捏脊常规手法10遍，从龟尾捏至大椎穴，手法由缓而疾，由轻而重。

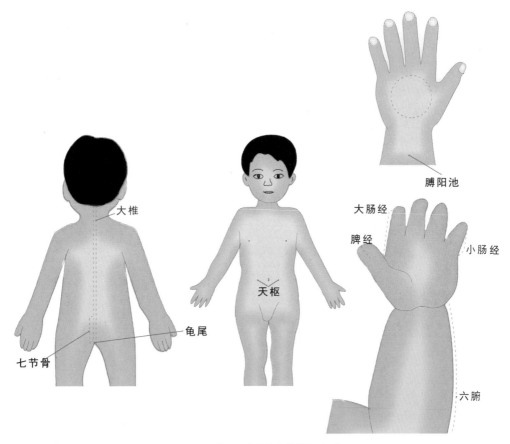

图4-30　脱肛捏脊疗法穴位选取（2）

操作间隔 每天治疗1次，10天为1个疗程。

主　治 实热脱肛证。

注意事项

（1）注意小儿肛周护理和清洁，每次排便之后用温水先清洗肛门，并及时将脱出的直肠揉托还纳。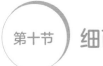

（2）加强营养和饮食卫生，防止腹泻或便秘。

（3）大便时间不能太长，更不要久坐便盆，腹部免受寒凉。

（4）鼓励患儿做提肛锻炼。小儿脱肛可以用手按揉复位，如有肛门周围肿痛时，可用热水坐浴，加速局部血液循环，促使脱肛复原。

（5）脱肛小儿尽量避免引起腹压增大的因素，如便秘、哭闹等。

（6）对营养不良，身体虚弱引起的脱肛患儿要给予充足的营养食物，如鸡蛋、海鱼、虾蟹、瘦肉、豆类、蔬菜、米面、水果等，以增加营养，增强肛周肌肉收缩力，使脱肛好转。

（7）脱肛患儿忌辣椒、蒜、花椒等刺激性食物。忌肥甘厚味之品，如肥肉、多油汤类、糯米饭、糍粑等黏滞难消化食物。久泻者忌蜂蜜、葱、蒜、土豆、豆类、萝卜、芹菜、韭菜等通便食品。

（8）改变患儿大便的体位，避免蹲式排便，可由家长抱着排便或者坐小儿坐便盆排便。

第十节　细菌性痢疾

细菌性痢疾简称菌痢，是由志贺菌属导致的肠道疾病，有急性和慢性之分。

临床表现

典型的急性细菌性痢疾表现为发热、腹痛、腹泻、黏液便、脓血便，重者可有惊厥、休克。非典型的细菌性痢疾胃肠道症状比较轻，粪便中常见不到脓血，仅有少量黏液，或仅为稀便，或间歇性出现黏冻便。中毒型菌痢多见于学龄期儿童，常以突发高热或者超高热起病，体温大多在40~41℃，可伴有头痛及畏寒等表现，之后出现反复发作的惊厥，常伴循环障碍，表现为面色苍白，唇周青灰，指（趾）甲发绀，血压偏低，肢端发冷，心率、呼吸增快。胃肠道症状出现稍晚，常发生于惊厥等症状出现的12小时以后。

细菌性痢疾病程超过2个月者就是慢性菌痢，多由急性菌痢未彻底治愈、耐药菌产生、年幼、体质差以及营养不良等原因，使病症迁延而致。

在菌痢的治疗过程中，可配合采用按摩的方法，但要严密观察患儿的病情变化，注意其面色、神志以及意识的变化，如发现有危变倾向，应及时送医院诊治。

捏脊疗法

穴位选取 悬枢、七节骨（图4-31）。

操作手法

（1）捏脊：捏脊3遍，当按捏到背部的悬枢穴处时，稍用力向上提3次，然后配合掐、揉悬枢穴，并推下七节骨。

（2）掐悬枢：一只手拇指放在背部的悬枢穴，用指端甲缘着力按掐，一掐一松，连掐21次。

（3）揉悬枢：一只手张开，以掌根按揉悬枢穴，和缓地揉动3分钟。

（4）推下七节骨：一只手放在腰脊处，以掌根着力，做下推活动，直推到尾骶处为止，连推3分钟。

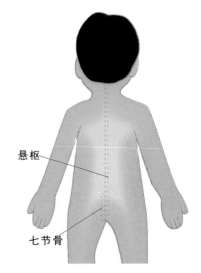

图4-31 细菌性痢疾捏脊疗法穴位选取

悬枢

七节骨

注意事项

（1）患儿应卧床休息。腹痛时腹部可以敷热水袋。婴幼儿大便有里急后重时，可让大便解在尿布上，不要求坐起在痰盂里解便，这样可避免肛门直肠脱垂。每次大便后用温水洗净臀部，并用5%鞣酸软膏涂于肛门周围的皮肤上。如有脱肛时，可用纱布或者软的手纸涂上凡士林，托住脱垂的肛门，一面轻轻按摩，一面往上推，即可复位。

（2）患儿必须隔离，食具的消毒可在开水中煮沸15分钟，玩具可给予易于消毒的木制或者塑料制品。大便的处理，可用漂白粉1/4份，大便1份，放在痰盂里搅匀后加盖2小时再倒掉，床单被褥可在日光下暴晒6小时。

（3）呕吐频繁时，可短期禁食，或者给予静脉注射补液。然后给予糖盐水、少油腻的流质食物，如藕粉、豆浆等。待病情好转，即应及早进食。这时可以给予少渣、易消化的半流质食物，如蒸蛋、麦片粥、煮面条等，牛奶易引起腹泻胀气，应予限制，当大便成形后可适当增加。应多补充水分。在恢复后期，应设法引起患儿的食欲，也可饭前半小时先服消化酶类药物，如胃蛋白酶等，并在饮食中增加营养和蛋白质，开始可少食多餐，逐渐增加，以防消化不良。

（4）慢性菌痢患儿需要灌肠时，应当对患儿做好解释工作，争取患儿配合，不致使药液流出肛门，同时在灌肠前先将二便排空。

（5）大便做细菌培养采取标本时，应当选脓血及黏液较多的地方，留好标本后应立即送检，以提高准确性。如果连续3次送检均为阴性，可解除隔离。密切注意患儿病情变化及大便性质、次数，如患儿出现面色苍白、高热、四肢发冷或有嗜睡、谵语、烦躁不安时，应立即到医院就医。

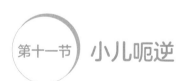

第十一节　小儿呃逆

小儿呃逆指的是胃气冲逆而上，喉间呃呃有声为特征的一种病证，俗称打嗝。

临床表现

主要表现为以喉间呃呃连声，声短而频，不能自止，常伴有胸膈痞闷，胃脘嘈杂灼热，嗳气，情绪不安等症。为婴儿期一种常见的症状。有时孩子打嗝的时间可持续5~10分钟，看起来好像很难受的样子，但是，打嗝本身对孩子的健康并无任何不良影响，不必担心。通常情况，孩子3个月后，调节横膈膜的神经发育趋于完好后，打嗝的现象会自然好转。

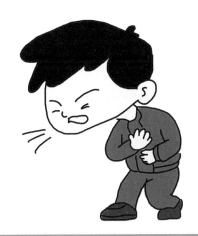

捏脊疗法

穴位选取 大椎、肩井、风门、肺俞、脾俞、胃俞、气海俞、关元俞、龟尾、三关、天河水、板门（图4-32）

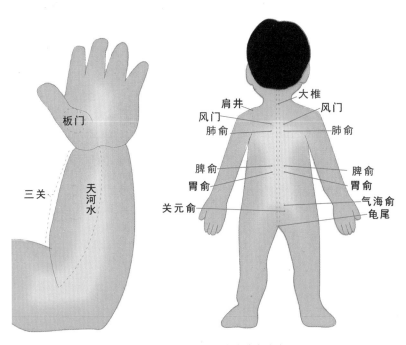

图4-32 小儿呃逆捏脊疗法穴位选取

操作手法

（1）捏脊常规手法，双手捏拿患儿颈部和背部脊柱两侧夹脊穴与背俞穴。捏脊，每捏1遍后轻轻按揉双侧脾俞、胃俞、气海俞以及关元俞等背部俞穴。

（2）清天河水。

（3）揉板门。

（4）推三关。

注意事项

（1）注意保暖，防止寒凉刺激。

（2）保持小儿精神舒畅，避免暴怒、过喜等情志刺激。

（3）培养小儿良好的饮食习惯，平时要注意避免当风喂奶及进食，避免进食过急、过快，要细嚼慢咽；不要让孩子食用生冷食物，少食用易发酵产气的食物，如豆制品、红薯等；小儿在啼哭气郁之时，不宜进食。

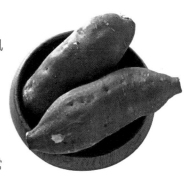

（4）较大小儿可先吸气，使胸腔充分扩张，然后屏住呼吸，屏气时间应在10秒左右，接着放松，恢复正常呼吸，可反复做几次。

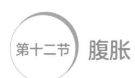 第十二节 **腹胀**

小儿的消化系统发育不完善，消化功能较弱，并且饮食多不能自我约束，容易消化不良，表现为腹胀、恶心呕吐、食欲减退以及烦躁哭闹等。芹菜、竹笋、黄豆、豌豆、馒头、冰淇淋、面包、蛋糕及碳酸饮料等食物易引起腹胀；过硬而不易消化的食物、生冷及过分油腻的食物易损伤脾胃，出现腹胀，都要尽量少食用。

临床表现

腹胀的患儿多有急性或者慢性病容，腹部隆起高出于胸部，严重的腹胀可影响呼吸，不能平卧。

气胀也有两种情况，通常是胃肠胀气，但也有少数是气腹，这两种情况，除通过立位X线检查膈下积气外，临床上腹部轻浅的拍诊可以感到气腹较空软，而肠内胀气可摸到肠形。

捏脊疗法

按摩有健脾和胃、消食导滞、消除胀满的作用，对于防治腹胀有较好效果。

【穴位选取】 关元俞（图4-33）。

【操作手法】

（1）捏脊：捏脊3遍，当按捏到背部的关元俞穴处时，稍用力向上提3次，然后配合按、揉关元俞穴，分梳背部。

（2）按关元俞：两手拇指分别放在背部的关元俞穴，以指端点按，一按一松，连按21次。

（3）揉关元俞：两手拇指分别放在背部的关元俞穴，以指腹按揉3分钟。

（4）分梳背部：双手十指屈曲作梳，如梳头一般，分别从脊椎处向两侧梳搔，用力稍重、持续均匀地梳动，由颈后开始逐步下移，至骶尾处为止。

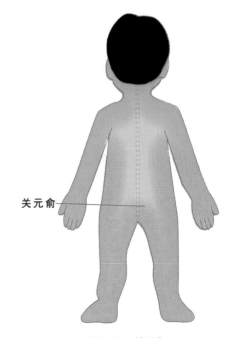

关元俞

图4-33 关元俞

注意事项

（1）喂奶的间隔时间别太长。喂奶的间隔周期太长，宝宝会很饿，会匆忙吸奶或者进食，这时很容易将大量空气吸入。正确的方法为定时定量给婴儿喂奶，然后在喝完之后，用空心掌轻轻拍打宝宝背部，帮助气体排出。

（2）不要让婴儿一直哭闹。因为身体不适而长时间哭闹，会让更多的空气进入腹部，导致疼痛更加剧烈，所以父母应多哄哄宝宝，调整婴儿的情绪。

（3）腹部适当按摩。在婴儿的腹部多多按摩，有助于胃部的消化，可帮助气体排出。

（4）母亲应少食用糖类食品。母亲饮食中糖类过多，会使乳汁不易被婴儿消化吸收，摄入的乳汁在婴儿下消化道里发酵，产生胀气，因此妈妈日常应少食用含糖类的食物，比如豆类、红薯等。

（5）减少空气的吸入。奶瓶的奶嘴孔尺寸过大，宝宝会由于有空隙而吸入空气，因此应挑选合适的奶瓶及奶嘴，在喂养时不要倾斜瓶身。在母乳喂养时，嘴与乳房的位置也要注意，要让宝宝把乳头全部含住，也不要吸得过快。

（6）减少摄入粗粮和糖分过高的食物。谷物粗粮、蔬菜等均含有过多的纤维素，会引发胀气，水果类等含有高浓度糖分的食物也容易引起腹胀。

（7）宝宝情况严重时应及时就医。当宝宝呕吐不止、腹部肿胀、排气不通畅，甚至感冒发热，或腹部有明显的肿块，应马上带宝宝到医院检查治疗。

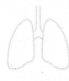

第五章

泌尿系统病症

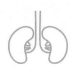

- 遗尿
- 尿频
- 慢性肾小球肾炎

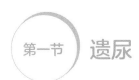

第一节 遗尿

小儿遗尿症又称为非器质性遗尿症或功能性遗尿症，通常系指儿童5岁后仍不自主地排尿而尿湿了裤子或者床铺，但没有明显的器质性病因。小儿不自觉地排尿。睡中自出者，俗称尿床，常见于3岁以上的小儿。多由于肾气不足，膀胱寒冷，下元虚寒，或病后体质虚弱，脾肺气虚，或者不良习惯所致。

临床表现

小儿遗尿多见于10岁以下的儿童。夜间遗尿的儿童中，男孩为女孩的2倍，且有明显的家族遗传性。

遗尿通常可以分为两种，由其他原因导致的尿床叫继发性遗尿症，而不是由其他疾病导致的尿床称为原发性遗尿症。原发性遗尿症的确切病因目前还不是很清楚。

（一）肺脾气虚型

表现为白天尿频量多，夜间遗尿，活动后汗出，食欲不振，容易感冒，舌质淡，苔薄白，脉弱无力，指纹淡。

（二）肾气不足型

表现为夜间遗尿，一夜数次，小便清长，疲乏无力，面色不华，盗汗，舌质淡，苔薄白，脉细无力，指纹淡。

（三）肝经湿热型

表现为睡眠中遗尿，口渴烦躁，舌质红，苔黄腻，小便色黄，脉滑数，指纹紫。

（四）心肾失交型

表现为睡眠不安，睡中遗尿，烦躁，汗出不温，形体消瘦，舌质红，苔剥，脉沉细数，指纹紫。

捏脊疗法

方法一

有效穴位 肺俞、心俞、肝俞、肾俞、脾俞、脾经、四横纹、内劳宫、外劳宫（图5-1）。

操作方法

（1）捏脊常规手法，选择重提肺俞、心俞、肝俞、脾俞以及肾俞等穴。

（2）配合按摩手法，选择补脾经100次、点揉肺俞1分钟、推四横纹50～100次、点揉内劳宫、外劳宫各3分钟。

主　治 肺脾气虚型小儿遗尿。

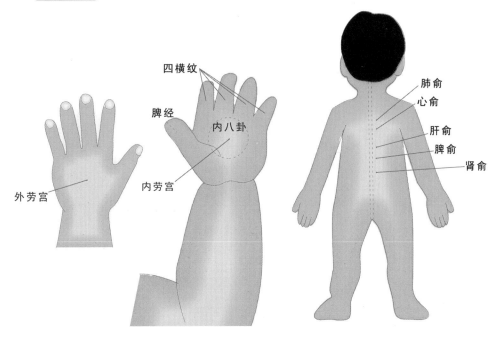

图5-1 小儿遗尿捏脊疗法穴位选取（1）

方法二

有效穴位 肺俞、心俞、脾俞、肝俞、肾俞、肾经、脾经、外劳宫、龟尾、足三里、七节骨（图5-2）。

操作方法

（1）捏脊常规手法，选择重提肺俞、心俞、肝俞、脾俞以及肾俞等穴。

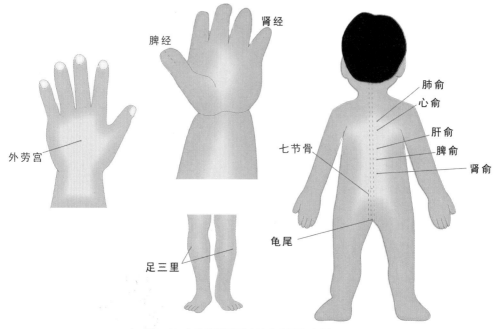

脾经　肾经　肺俞　心俞　肝俞　脾俞　肾俞　七节骨　龟尾　外劳宫　足三里

图5-2　小儿遗尿捏脊疗法穴位选取（2）

（2）配合按摩手法，选择补肾经30次、补脾经100次、揉外劳宫3分钟、点揉肺俞1分钟、揉龟尾30次、揉足三里50次、上推七节骨50～100次。

主　治　肾气不足型小儿遗尿。

方法三

有效穴位　肺俞、心俞、肝俞、肾俞、脾俞、肝经、百会、心经、肾经、龟尾（图5-3）。

操作方法

（1）捏脊常规手法，选择重提肺俞、心俞、肝俞、脾俞以及肾俞等穴。

（2）配合按摩手法，选择清肝经100次、揉百会30次、补肾经30次、清心经100次、揉龟尾30次。

主　治　肝经湿热型小儿遗尿。

方法四

有效穴位　肺俞、心俞、肝俞、脾俞、肾俞、脾经、肾经、外劳宫、心经、百会、七节骨（图5-4）。

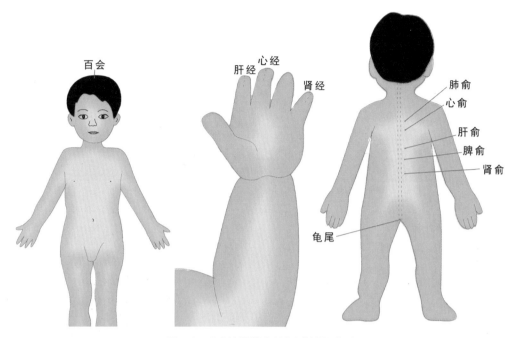

图5-3　小儿遗尿捏脊疗法穴位选取（3）

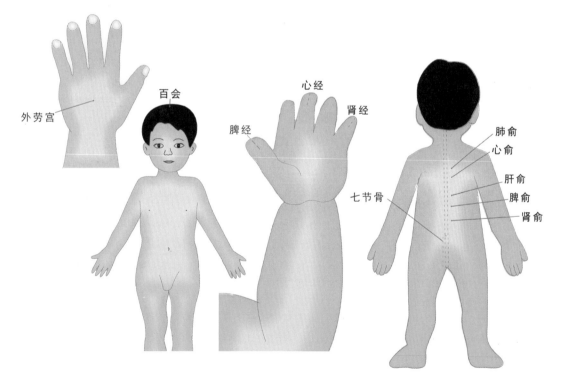

图5-4　小儿遗尿捏脊疗法穴位选取（4）

操作方法

（1）捏脊常规手法，选择重提肺俞、心俞、肝俞、脾俞以及肾俞等穴。

（2）配合按摩手法，选择补肾经30次、揉外劳宫3分钟、补脾经100次、清心经100次、揉百会30次、上推七节骨50～100次。

主　治　心肾失交型小儿遗尿。

注意事项

（1）合理养护，适度参加户外活动及体育锻炼，增强孩子的体质。

（2）纠正小儿不良生活习惯，注意培养睡前排尿、定时叫醒排尿的生活习惯。白天避免过度兴奋或剧烈运动，防止夜间睡眠过深。

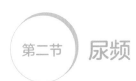

（3）建立合理的休息制度及饮食习惯，晚餐后不宜饮水或者喝汤，以减少夜间水分的摄入。

（4）注意保暖，避免风寒。

（5）采用个体化的心理辅导，降低患儿的恐惧、内疚以及羞耻感，增强治愈本病的信心和愿望。严禁打骂患儿，避免责备埋怨，积极鼓励和谈心沟通是较有效的方法。

（6）遗尿小儿应食用温补固涩食物，少饮用牛奶，少食用巧克力、玉米、柑橘、薏苡仁、赤豆、鲤鱼、西瓜及辛辣、刺激性食物。忌多盐、多糖和生冷食物。

第二节　尿频

小儿尿频分为病理性（由疾病引起的）与生理性两种，不同的情况引起的小儿尿频是有所不同的，若是精神因素引起的小儿尿频的话，以分散孩子想尿尿的注意力，可能是饮食性的多尿，如果尿频同时每次尿量多，而没有其他表现的话，要注意是否饮水太多了。

临床表现

尿频是以小便数为特征的病证。主要表现为起病急，以小便频数，淋漓涩痛，或者伴发热、腰痛等为特征。小婴儿往往尿频、尿急以及尿痛的局部症状不突出而表现为高热等全身症状。尿频包括西医的尿路感染及白天尿频综合征等疾病，以尿路感染居多。多属于中医"淋证"中热淋的范畴。经适当治疗，通常预后良好。

（一）脾肾不足型

表现为小便次数增多，无尿急、尿痛，口唇色淡，面色萎黄，疲乏无力，食欲不振，手足发凉，舌质淡，苔薄白，脉细弱，指纹淡。

（二）湿热内蕴型

表现为小便频数，尿急、尿痛，啼哭烦躁，小便黄赤，舌质红，苔腻，脉数有力，指纹紫滞。

捏脊疗法

方法一

穴位选取　膀胱俞（图5-5）。

操作手法

（1）捏脊：捏脊3遍，当按捏到骶部的膀胱俞穴处时，稍用力向上提3次，然后配合按、揉膀胱俞穴，摩腰背部。

（2）按膀胱俞：两手拇指放在骶部的膀胱俞穴，用指端着力点按，一按一松，连按21次。

（3）揉膀胱俞：两手张开，分别放在骶部的膀胱俞穴，以掌根着力按揉，和缓地揉动3分钟。

（4）摩腰背：两手张开，分别放在脊椎两

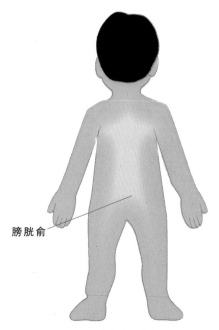

膀胱俞

图5-5　尿频捏脊疗法穴位选取（1）

侧，以掌根从腰骶部开始摩动，每摩动数次向上移动一些，一直摩到第1胸椎处为止。

方法二

穴位选取 肩井、大椎、风门、肺俞、心俞、脾俞、命门、肾俞、膀胱俞、八髎、龟尾、三阴交、三关、天河水、胃经、小肠经（图5-6）。

操作疗法

（1）常规捏脊疗法，当捏至八髎、关元、肾俞、脾俞、心俞、肺俞以及膀胱俞等穴位时，重点提捏。

（2）脾肾气虚型：按揉三阴交穴；推三关。

（3）湿热下注型：清天河水、清胃经以及推小肠经。

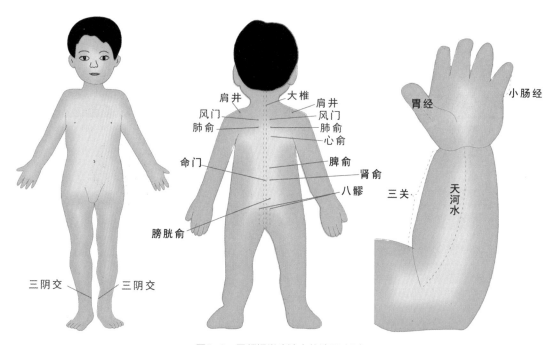

图5-6 尿频捏脊疗法穴位选取（2）

注意事项

（1）注意小儿的清洁卫生，不穿开裆裤、紧身裤，保持外阴部清洁干燥。

（2）培养小儿定时排便、及时排尿的习惯，避免便秘或憋尿。

（3）小儿尿频还有因泌尿道畸形、结石、肿瘤等造成的，应做好相关检查，排除其他疾病。

（4）做好患儿的调理工作，及时进行心理疏导，多和孩子交流沟通，缓解其紧张情绪。

（5）鼓励患儿将两次排尿间隙的时间尽可能延长，有进步时应当给予适当的奖励。

（6）限制患儿喝糖水、甜饮料或者茶水，必要时在医生的指导下进行药物治疗。

慢性肾小球肾炎

慢性肾小球肾炎简称慢性肾炎，是由多种不同病因及不同病理类型组成的一组原发性肾小球疾病。临床特点是病程长，发展缓慢，症状可轻可重，多有一个没有症状的尿检异常期，然后出现不同程度的水肿、蛋白尿、镜下血尿，可以伴有高血压和（或）氮质血症，及进行性加重的肾功能损害。

临床表现

慢性肾小球肾炎简称为慢性肾炎，最明显的表现是水肿，临床表现除水肿外，还有高血压、蛋白尿、血尿和不同程度的肾功能损害，患者常有乏力、厌食、低热、腰酸以及腰痛等症状。慢性肾炎是一种难治性疾病，是导致慢性肾衰竭的重要原因之一。

捏脊疗法

穴位选取 肾俞（图5-7）。

（1）捏脊：捏脊3遍，当按捏到腰背部的肾俞穴处时，稍用力向上提3次，然后配合揉肾俞穴，摩腰椎，揉脊柱。

（2）揉肾俞：两手拇指分别放在腰背部的肾俞穴，用指腹和缓有力地揉动1分钟。

（3）摩腰椎：一只手四指并拢，以掌指在肾俞穴处摩动，到局部有发热感为止。

（4）揉脊柱：一只手拇指放在骶尾骨处，沿着脊柱由下往上按揉，连揉3遍。第一遍揉动作宜轻，第二遍用力应加重，第三遍再由重到轻。

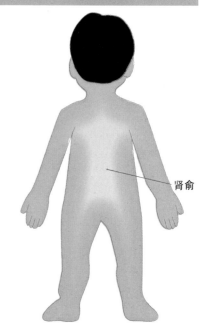

肾俞

图5-7 肾俞

注意事项

（1）确保充分休息和睡眠，并应有适度的活动。

（2）对有明显水肿、大量蛋白尿、血尿、高血压或合并感染、肾衰竭、心力衰竭、急性发作期患儿，应限制活动，卧床休息，以利于增加肾血流量及尿量，减少尿蛋白，改善肾功能。病情减轻后可适当增加活动量，但应避免劳累。

（3）一般情况下不必限制饮食，如果肾功能减退应给优质低蛋白、低磷饮食0.6～0.8g/(kg·d)，其中50%以上为优质蛋白。每天限盐3～4g。低蛋白饮食时，适当增加碳水化合物及脂肪的摄入，以提高饮食中热量的比例，满足机体生理代谢所需要的热量，避免发生负氮平衡，控制磷的摄入。

（4）同时注意补充多种维生素及锌，由于锌有刺激食欲的作用。

（5）水肿患儿长期卧床应防止压疮，每2小时翻身1次，避免局部长期受压。

（6）协助翻身时防止拖、拉、推等动作，避免导致皮肤破损。

（7）用50%乙醇按摩受压部位，或者用温水毛巾湿敷体表水肿部位。

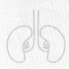

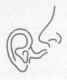

第六章

五官系统
病症

- 近视
- 斜视
- 中耳炎
- 小儿鼻炎

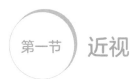

第一节 近视

小儿近视属于近视，为屈光不正的一种，与成年人近视的特点有所不同。近视（近视眼）指的是眼睛在调节放松时，平行光线通过眼的屈光系统屈折后点落于视网膜之前的一种屈光状态。小儿近视指的是发病为儿童时期，存在调节异常、进展性、易受多因素干扰的特点。

临床表现

轻度或中度近视，除视远物模糊外，并没有其他症状。高度近视的前房较深，瞳孔较大，眼球因前后轴长而显得稍有突出。在视盘颞侧可见白色或者灰白色新月形斑，称为近视半月斑，这是由于巩膜向后伸长，视网膜色素上皮和脉络膜与视盘颞侧边缘脱开，露出巩膜或者部分脉络膜与巩膜之故。后极部巩膜不断向后扩张在黄斑部可出现膝裂样条纹及视网膜下新生血管，附近视网膜、脉络膜出现斑块状萎缩变性，造成后巩膜葡萄肿。黄斑部常有色素增生，甚至出血，形成萎缩斑。此种患者还常伴有玻璃体液化、浑

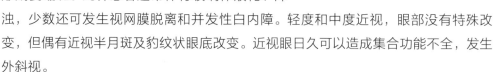

浊，少数还可发生视网膜脱离和并发性白内障。轻度和中度近视，眼部没有特殊改变，但偶有近视半月斑及豹纹状眼底改变。近视眼日久可以造成集合功能不全，发生外斜视。

（1）视力减退。近视眼主要是远视力逐渐下降，视远物模糊不清，近视力正常，但是高度近视常因屈光间质浑浊及视网膜、脉络膜变性导致，其远、近视力都不好，有时还伴有眼前黑影浮动。

（2）外斜视。中度以上近视患者在近距离作业时很少或者不使用调节，相应地减弱辐辏作用，可诱发眼位向外偏斜，形成外斜视。

（3）视力疲劳。近视眼患者调节力很好，但是在近距离工作时需要过度使用辐辏力，这样破坏了调节与辐辏之间的平衡协调，造成肌性视疲劳症状。其表现为眼胀、眼痛、头痛以及视物有双影虚边等自觉症状。

（4）眼球突出。高度近视眼因为眼轴增长，眼球变大，外观上呈现眼球向外突出的状态。

产生原因：近视的发生多由于用眼习惯不良造成。视物光线昏暗、书写阅读体位不正确、持续近距离使用目力、过多地看电视等，都是导致近视的原因；部分与先天遗传有关。

捏脊疗法

欲防治近视，平时要注意纠正不良的用眼习惯，不要卧床看书，防止在过强灯光下或光线昏暗处看书，看书写字1小时之后，要闭目养神及远眺片刻。配合按摩，通过经穴的作用，对近视的防治能收到较好的效果。

穴位选取　中枢（图6-1）。

操作手法

（1）捏脊：捏脊3遍，当按捏到背部的中枢穴处时，稍用力向上提3次，然后配合掐、揉中枢穴，揉颈椎。

（2）掐中枢：一只手拇指放于背部的中枢穴，以指端甲缘着力按掐，一掐一松，连掐21次。

（3）揉中枢：以指腹或者掌根按揉背部的中枢穴，和缓地揉动3分钟。

（4）揉颈椎：一只手拇指放在颈椎处，由上往下按揉3分钟。

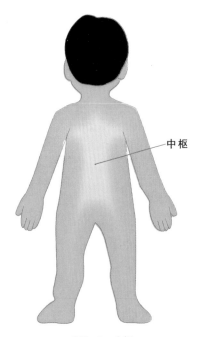

中枢

图6-1　中枢

注意事项

（1）饮食的营养均衡，饮食中多摄入有利于眼部的营养对儿童治疗近视眼是很重要的。儿童正处于发育阶段，要保持良好的用眼习惯及营养的均衡。

（2）每天睡眠至少8小时，让眼睛充分休息。不要让儿童过多的承担学习的重担，适当的休息对治疗近视眼也是很有帮助的。

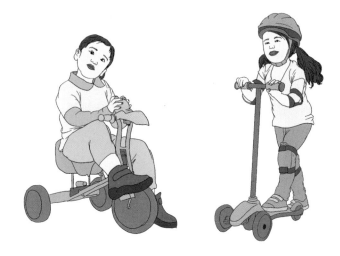

（3）多参加户外活动，由于这些活动多数不属于"近距活动"。所谓劳逸结合，这不仅仅是成年人工作中需要注意的，对儿童治疗近视眼也是必要的措施。

（4）儿童治疗近视眼不能拖，越早越好，低度的近视眼靠眼镜矫正就可以恢复。建议家长多注意孩子的视力检查。

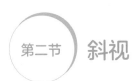

斜视

斜视就是指双眼不能同时正视同一个目标，偏向外的称为"外斜视"，偏向内的叫"内斜视"。民间称斜视为"斗鸡眼"或"斜白眼"。

小儿斜视如果形成便很难纠正，所以要早发现、早治疗。注意训练小儿正确用眼，两眼视物时有意识地注视一个目标。尽早采用按摩的方法对防治斜视很有益处。

临床表现

（1）发生在儿童期的斜视大多没有明显的症状，少数学龄儿童会有视疲劳的表现，家长会误认为孩子厌学。

（2）外斜视。最初是间歇性的，经常在疲劳、愣神或者发烧等身体不适时出现，细心地家长常能发现，有的经常是邻居或学校老师觉得孩子眼睛不正常才被发现的，家人由于天天和孩子在一起，反而见"怪"不"怪"了。

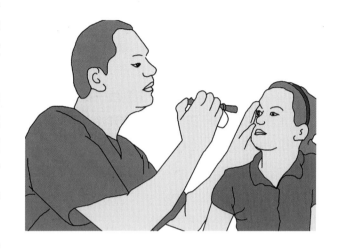

（3）内斜视。大部分出现后很快就会变为恒定性，或者说斜视的状态是经常存在的，所以相比外斜视而言，更容易早期发现和就诊。但是由于很多小孩子都有内眦赘皮和鼻梁宽的特点，有时看起来像"对眼"（内斜视），经过专业医生检查发现为"假性内斜"。这种情况在东南亚地区比较多见。

（4）歪头视物。有时是眼睛的问题而不是脖子的问题，这是由于当孩子患有上斜视（垂直斜视）时，机体为了代偿而采取的一种特殊体位，在医学上简称为代偿头位。

（5）户外或者阳光下闭上一只眼睛，是某些间歇性斜视常见的表现之一，这类患者只是在户外或阳光下才会表现出闭上一只眼睛的异常情况，而其他情况则看不出任何异常。

捏脊疗法

穴位选取 肝俞、风池（图6-2）。

操作手法

（1）捏脊：捏脊3遍，当按捏到背部的肝俞穴处时，稍用力向上提3次，然后配合按、擦肝俞穴，揉、推风池穴，推背部足太阳膀胱经循行部位。

（2）按擦肝俞：两手拇指分别放于背部的肝俞穴，以指端点按，一按一松，连按21次；然后，以指腹推擦肝俞穴3分钟。

（3）揉推风池：两手拇指分别放在颈后的风池穴处，先以指腹按揉3分钟，再做斜向第1胸椎的推擦活动，连推3分钟。

（4）推背部：两手张开，分别放于脊椎两侧足太阳膀胱经循行部位，由肩部开始向下推擦，直到胸椎尽处，连推3分钟。

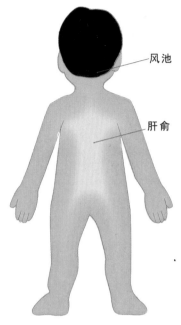

风池

肝俞

图6-2　斜视捏脊疗法穴位选取

注意事项

（1）多食用些新鲜水果及蔬菜，适当增加蛋白质的摄入，限制过多糖类的摄入，以促进视网膜和视神经的发育，有助于改善弱视者视力。

（2）让孩子养成良好的饮食习惯，不要挑食。

（3）要注意让孩子多食用些粗粮（如小米、玉米面等），以增加必要的维生素供给，让眼睛更加的明亮。

（4）根据孩子营养状况，必要时补充一些维生素（如维生素B_1、维生素B_{12}、维生素C、鱼肝油等）与矿物质（如锌、铁、钙等）。

（5）不让孩子食用蒸煮过头的蛋白质类食物。

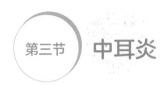

第三节　中耳炎

中耳炎是中耳黏膜的化脓性炎症，常表现为耳痛、耳鸣以及耳内有脓液流出，急性期常有外耳道及鼓膜红肿，疼痛明显，可以伴有发热。

本病多为上呼吸道感染、鼻咽部感染之后，炎症蔓延至中耳所致。小儿得病后，往往可致听力损害，影响学习，甚至可出现严重的并发症，造成耳鸣、耳聋，应积极防治。

临床表现

（1）早期中耳炎的症状：小儿表现为食欲减退、精神不振，出现耳鸣、耳内不适等（小儿不会表达），但是耳部的难受会影响宝宝玩耍和睡眠。医生在此期检查可以发现有耳膜（医学上称鼓膜）内陷，中耳内有积液。

（2）进展期中耳炎的症状：小儿表现为发高烧，体温可达39～40℃，听力下降、哭闹不安和耳痛，同时伴有恶心、呕吐以及腹泻等消化道症状。这些表现类似感冒或肠炎，极容易被忽视或误诊。检查后可发现耳膜充血、听骨红肿以及外凸。

（3）高峰期中耳炎的症状：小儿高烧、拒食，严重者面色发灰、波动性耳鸣、听力下降以及耳痛向四周放射。检查能够发现耳膜外凸，中耳内积脓。

（4）后期中耳炎的症状：通常在患病4～5天后，小儿的体温下降，耳痛消失，可以入睡，但鼓膜破溃，脓液从耳道流出，耳鸣及听力下降仍存在。

捏脊疗法

穴位选取　风府穴、肾俞、天柱骨（图6-3）。

操作手法

（1）捏脊：捏脊3遍，当按捏到颈后的风府穴和腰部的肾俞穴处时，各稍用力向上提3次，然后配合掐、揉风府穴与肾俞穴，捏拿天柱骨，推擦背部。

（2）掐揉风府：一只手拇指放在颈后的风府穴，以指端甲缘按掐，一掐一松，连掐21次；再以指腹按揉1分钟。

（3）掐揉肾俞：两手拇指分别放在背部的肾俞穴，以指端甲缘按掐，一掐一松，连掐21次；再以指腹按揉1分钟。

（4）捏拿天柱骨：一只手拇指与四指对称用力，捏拿天柱骨，连捏3分钟。

（5）推擦背部：两手张开，分别放于脊柱两侧，在胸椎处推擦3分钟。

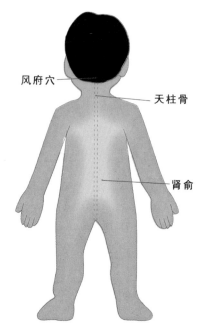

风府穴
天柱骨
肾俞

图6-3　中耳炎捏脊疗法穴位选取

注意事项

（1）哺乳中的孩子，特别是周岁以下的婴儿，避免让他躺着喝奶，因为婴儿的欧氏管较短、较宽、较水平，躺着喝奶有时会倒溢入中耳腔，而把鼻咽部的病原微生物带入。

（2）经常清洁耳道，杀菌消炎，预防耳病，经常以耳道清洁液清洁耳道能有效杀灭耳道表面致病菌，防止耳道内感染。

（3）发烧时，应给予充足的水分，因为发烧会使体热散失而造成脱水，使孩子更虚弱，抵抗力更差，影响其复原。水分的给予，应选择含有实质东西即溶质者，像蜜水、果汁、牛奶等，这种水分比较容易吸收，不像白开水，为一种有利尿作用的溶剂，吸收量少反而浪费体力。

（4）随时注意小孩全身状况。在治疗照顾下，两三天内，炎症均会被有效控制。如情况未改善，反而更恶化，有颈僵硬、嗜睡现象，则可能已有并发症，应赶快与诊治医师联系。

（5）飞机起飞或下降时，可以食用零食，使用吞咽、软腭运动、下颌活动等动作来减少得病机会。得病后，要使用耳道清洁液控制病情。

（6）尽量多休息，保持周围环境的安静。保持情绪稳定，并要注意按时服药。

（7）如有鼓膜损伤，则要注意保持外耳道的洁净及干燥，可用消毒药棉蘸取耳道清洁液在耳道内轻轻擦拭，杀菌消炎，减缓症状。

（8）不要以为耳痛、发烧等短暂的表面症状缓解就表示中耳炎已经痊愈，继续追踪诊治其遗留下来的积液问题，是必须要有的基本概念。

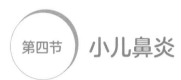

小儿鼻炎

小儿鼻炎指的是鼻腔黏膜和黏膜下组织的炎症，从发病的急缓及病程的长短来说，可分为急性鼻炎与慢性鼻炎。另外，还有一种非常常见的与外界环境有关的鼻炎为过敏性鼻炎。小儿急性鼻炎和感冒的症状非常相似，孩子出现鼻塞、咽痛、头痛以及打喷嚏等症状时家长往往会认为孩子是感冒了，殊不知是鼻炎在作怪。儿童时期机体各器官的形态发育与生理功能的不完善，造成儿童抵抗力低下和对外界适应力较差，所以儿童更容易患鼻炎。

临床表现

（1）小儿急性鼻炎症状：起病时有轻度恶寒发热，全身不适，鼻咽部灼热感，鼻内发干、发痒以及打喷嚏。1~2日后渐有鼻塞，流大量清水样鼻涕，嗅觉减退，头痛。3~4日后由于继发感染，分泌物转为黄脓鼻涕，不易擤出，鼻塞更重。若没有并发症，1周左右恢复正常。

（2）小儿慢性鼻炎症状：以鼻塞及嗅觉失灵为特征。慢性单纯性鼻炎白天活动时鼻塞减轻，而夜间、静坐时鼻塞加重。侧卧时，居下侧之鼻腔阻塞，上侧鼻腔通气良好，当卧向另一侧之后，鼻塞又出现于另一侧鼻腔。鼻涕呈黏液性，常伴有头痛，头昏，嗅觉减退等。慢性肥厚性鼻炎多表现为持续性鼻塞，鼻涕呈黏液性或黏液脓性，可出现耳鸣，听力减退，失眠，头痛，精神萎靡等。

（3）过敏性鼻炎：又被称为变应性鼻炎，是特应性个体接触致敏物后而引起的鼻黏膜慢性炎症反应性疾病，以鼻痒、打喷嚏、鼻分泌物增多以及鼻黏膜肿胀等为主要特点。

捏脊疗法

穴位选取 肩井、大椎、风门、肺俞、龟尾、攒竹、坎宫、太阳、睛明、迎香、颧髎、天突、肺经、天河水（图6-4）。

（1）捏脊常规手法3~5遍，重提按肺俞、风门以及大椎穴，配合推脊从大椎推向龟尾。

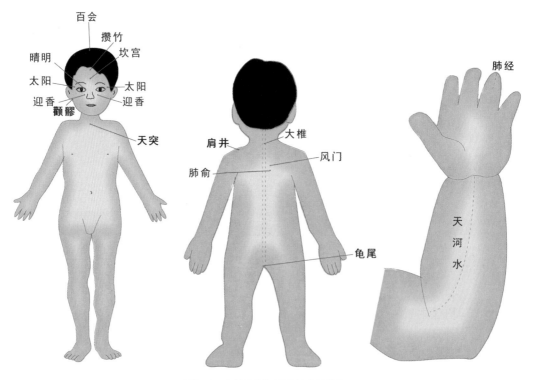

图6-4　小儿鼻炎捏脊疗法穴位选取

（2）清肺经。

（3）清天河水。

（4）揉迎香、颧髎、睛明。

（5）开天门、推坎宫。

注意事项

（1）注意休息保暖，急性鼻炎患儿多饮水，保持大便通畅，以使毒素排出。

（2）平时注意鼻腔卫生，注意擤鼻涕方法，鼻塞多涕者，宜按压一侧鼻孔稍稍用力外擤另一侧，之后交替而擤。

（3）慢性鼻炎者要注意加强锻炼以增强体质，防止感冒，确保性情开朗，不要过度劳累，注意饮食清淡，易消化，平日可以做鼻部按摩。

（4）过敏性鼻炎者要尽量避免接触致敏物。

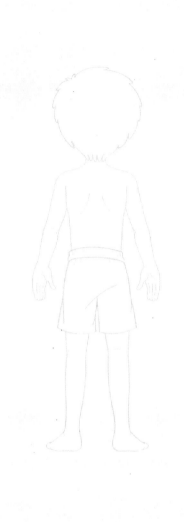

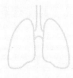

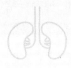

第七章

神经系统病症

- 脑性瘫痪
- 脊髓灰质炎后遗症
- 肌营养不良
- 癫痫

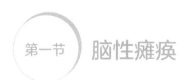

第一节　脑性瘫痪

脑性瘫痪简称脑瘫，指出生前到出生后一个月以内由于各种原因所致的非进行性脑损伤，以婴儿期内出现中枢性运动障碍和姿势异常为临床特征，可伴有智力低下、惊厥、听觉或视觉障碍及学习困难，为小儿时期常见的一种伤残情况，其发病率在我国为0.18%～0.4%。

本病属中医"五迟""五软"范畴，主要表现为肌张力低下者，可归属"痿证"，智力严重低下者，可归属"痴呆"。

临床表现

脑瘫除运动伤残外，常会伴有一系列发育异常。如智力低下、癫痫、视力异常（如斜视、弱视、眼球震颤等）、听力减退、语言障碍、认知以及行为异常等。临床常见类型如下。

（一）痉挛型

此型约占脑性瘫痪的2/3，为最常见的一种类型。按照瘫痪部位的不同可分为偏瘫、双瘫、四肢瘫、二肢瘫及单肢瘫痪，临床上以前三者多见。

（1）痉挛性偏瘫：瘫痪侧肢体自发运动减少，上肢受累多较下肢重，1岁以前就可发现患侧运动功能异常，患儿迟至18～24个月时才能行走，并且患侧呈环形步态。患侧手及拇指指甲生长迟滞，肢体显著痉挛，踝部跟腱挛缩，导致马蹄内翻畸形。因为肌张力增高，所以多呈足尖着地行走，膝腱反射亢进，可有踝阵挛及巴氏征。手部、足部背屈力弱。约1/3病儿在1～2岁时有惊厥发作；约有25%的病儿有认知功能异常、智力低下。CT检查可见偏瘫对侧大脑半球萎缩和侧脑室扩大。

（2）痉挛性双瘫：是脑室周围白质软化，特别是通过内囊的运动神经纤维受损所致。双侧均见瘫痪，下肢的运动障碍较上肢明显。上肢的障碍比较轻，但精细动作如书写等常受影响。常在婴儿开始爬行时被发现，患儿爬行时双臂呈正常互相交替姿势向前，但是其双腿却被拖拉向前，髋部内收。患儿行走延迟，双足呈马蹄内翻状，步行时足尖着地。体检可见双下肢痉挛、腱反射亢进、踝阵挛以及巴氏征阳性，托起小儿双腋可见双下肢呈剪刀状交叉。严重者肢体废用性萎缩和下肢生长受累，上半身正常生长发育不成比例。本型智力发育多正常，很少合并惊厥发作。

（3）痉挛性四肢瘫：脑病理多有中央白质区坏死、变性以及囊性变。本型是脑瘫中最严重的类型，四肢运动严重受累，合并智力低下和惊厥者最多；因为进行性延髓性麻痹，可致吞咽困难和吸入性肺炎。神经系统检查可见四肢肌张力增高及痉挛，自发运动减少，反射亢进，巴氏征阳性。患儿随着年龄增长膝部和肘部常有屈曲性挛缩。本型患儿伴有语音发育障碍及视觉异常者甚多，有时也可伴有手足徐动。

（二）运动障碍型

此型主要病变在锥体外系，常由胆红素脑病导致。表现为不自主的、无目的的、无规则的运动，均为双侧性，常于睡眠时症状消失；腱反射正常，肌肉震颤或强直。因为连续动作，某一肢体或肌群可显示肥大。本型在婴儿时肌张力比较低，儿童时期出现手足徐动或舞蹈样动作。

（三）共济失调型

此型较少见，约占脑性瘫痪的1%~2%。可单独出现，或和其他型混合出现。表现为小脑受损症状，如眼球震颤，步态不稳，快变轮换的动作差，腱反射正常，肌张力降低，指鼻及指指试验阳性。这类症状从小出现，病情稳定，并非进行性，所以与进行性小脑共济失调易区别。

（四）混合型

此型指的是以上二型或二型混合存在，病变广泛。临床以痉挛型与锥体外系型混合常见。

捏脊疗法

方法一

穴位选取　天柱、大椎、肩井、肾俞、腰阳关、委中、伏兔、足三里、阳陵泉、绝骨、解溪穴、印堂、百会（图7-1）。

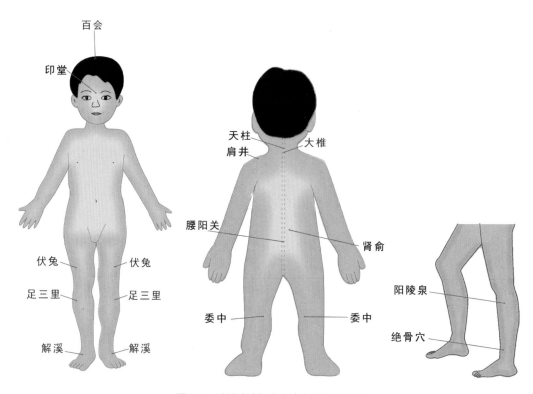

图7-1 脑性瘫痪捏脊疗法穴位选取（1）

操作手法

（1）颈及上肢部：取坐位，推法从天柱至大椎、肩井，再以推揉法施于肩关节周围，然后用拿法从三角肌部经肱二头肌、肱三头肌部到肘关节，向下沿前臂到腕部，往返数次。

（2）腰及下肢部：取俯卧位，推法或㨰法由腰部起，向下到尾骶部、臀部，循大腿后侧往下至足跟，往返数次，配以按肾俞、腰阳关以及拿委中。接着仰卧位，推揉法或㨰法，从腹股沟向下经股四头肌至小腿前外侧，往返数次，配以按伏兔、足三里、阳陵泉、绝骨以及解溪穴。若踝关节有畸形者加摇法，并在畸形部位作重点治疗。

（3）头部和捏脊疗法：点按头部印堂至百会数次，常规捏脊疗法10遍。

操作间隔 每天或者隔天治疗1次，10天为1个疗程。

主 治 小儿脑瘫。

方法二

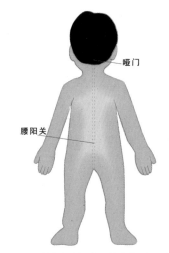

穴位选取 哑门、腰阳关（图7-2）。

操作手法

（1）捏脊：捏脊3遍，当按捏至颈部的哑门穴及腰部的腰阳关穴处时，各稍用力向上提3次，然后配合掐、擦哑门穴及腰阳关穴，夹提脊椎。

（2）掐擦哑门：一只手拇指放在颈后的哑门穴，用指端甲缘着力按掐，一掐一松，连掐21次；再用指腹推擦哑门穴，连擦3分钟。

（3）掐擦腰阳关：一只手拇指放在腰部的腰阳关穴，用指端甲缘按掐，一掐一松，连掐21次；再以指腹推擦腰阳关穴，连擦3分钟。

图7-2 脑性瘫痪捏脊疗法穴位选取（2）

（4）夹体脊椎：两手张开，分别放在脊椎两侧，用手掌在下按的同时向内夹提，由尾椎开始，逐渐向上移动，夹提到颈下部为止，连做3遍。

注意事项

（1）要注意对患者的保暖，衣服应当柔软舒适。

（2）避免患儿的异常姿势，并教患儿练习应该完成而没有完成的动作。

（3）保持房间安静清洁，定时开窗通风。

（4）营养合理，幼儿补充各种辅食，包括各种维生素及矿物质，食物应当易消化，高营养。

第二节 脊髓灰质炎后遗症

脊髓灰质炎又称"小儿麻痹症"，是由脊髓灰质炎病毒引起的危害儿童健康的急性传染病，常流行于夏秋之间，以1~5岁小儿为多见。病毒常侵犯脊髓运动神经元，可导致弛缓性肌肉瘫痪。由于神经受伤程度不同，恢复期快慢不一，轻症1~3个月就会完全恢复；如果病程在1年半以上仍不能完全恢复者，会出现肌肉明显萎缩及肢体畸形等后遗症，表现为口眼歪斜、头向一侧倾倒、脊柱侧凸、膝后凸或外展、足内翻、髋外展、马蹄形足、仰趾足以及仰趾弓形足等。

临床表现

（1）肌肉功能的不平衡：如马蹄内翻足畸形以及高弓足等。

（2）肌肉、筋膜的变性挛缩：如髋屈曲外展外旋畸形、脊柱侧凸、膝屈、反屈以及外内翻等。

（3）骨骼发育畸形、缩短畸形以及肌肉废用性萎缩等。

捏脊疗法

穴位选取 肩贞、白环俞（图7-3）。

操作手法

（1）捏脊：捏脊3遍，当按捏到背部的肩贞穴和骶部的白环俞穴处时，各稍用力向上提3次，然后配合按、擦肩贞穴及白环俞穴，滚肩背和腰骶部。

（2）按擦肩贞：两手拇指分别放在肩关节

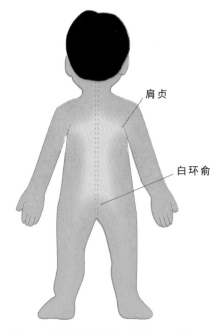

图7-3 脊髓灰质炎后遗症捏脊疗法穴位选取

肩贞

白环俞

后方，腋后皱襞上1寸处的肩贞穴，用指端着力点按，一按一松，连按21次；再以指腹推擦3分钟。

（3）按擦白环俞：两手拇指分别放在臀部的白环俞穴，用指端着力点按，一按一松，连按21次；再用指腹着力推擦3分钟。

（4）滚肩背和腰骶：以滚法先在肩背部滚动3分钟，然后在腰骶部滚动3分钟。

注意事项

1. 前驱期及瘫痪前期

（1）卧床休息患者卧床持续至热退1周，以后避免体力活动至少2周。卧床时使用踏脚板使脚及小腿有一正确角度，以利于功能恢复。

（2）对症治疗可使用退热镇痛剂、镇静剂缓解全身肌肉痉挛不适及疼痛；每2～4小时湿热敷一次，每次15～30分钟；热水浴亦有良效，尤其对年幼儿童，与镇痛药合用有协同作用；轻微被动运动可避免畸形发生。

2. 瘫痪期

（1）正确的姿势：患者卧床时身体应成一直线，膝部稍弯曲，髋部和脊柱可用板或沙袋使之挺直，踝关节成90°。疼痛消失之后立即做主动和被动锻炼，以避免骨骼畸形。

（2）适当的营养：应给予营养丰富的饮食和大量水分，如因环境温度过高或者热敷引起出汗，则应补充钠盐。厌食时可用胃管保证食物和水分摄入。

（3）药物治疗：促进神经传导功能药物如地巴唑，剂量为1岁1mg，2～3岁2mg，4～7岁3mg，8～12岁4mg，12岁以上5mg，每天或隔天一次口服；增进肌肉张力药物，如加兰他敏，每天0.05～0.1mg／kg，肌肉注射，通常在急性期后使用。

（4）保持呼吸道通畅：采用低头位（床脚抬高成20°～25°）以免唾液、食物、呕吐物等吸入，最初数日避免胃管喂养，使用静脉途径补充营养；每天测血压2次，若有高血压脑病，应及时处理；声带麻痹、呼吸肌瘫痪者，需行气管切开术，通气受损者，则需机械辅助呼吸。

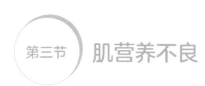

第三节 肌营养不良

小儿肌营养不良为小儿时期较多见的遗传性神经肌肉病。其中最常见的是假肥大型，主要因编码蛋白质的抗肌萎缩蛋白基因发生突变所致。

临床表现

肌营养不良以假肥大型肌营养不良居多，发病年龄为1~10岁，主要表现为开始行走的时间延迟，平均在出生15个月之后才能走路，腓肠肌、臀肌等假性肥大，肌组织发硬。

捏脊疗法

穴位选取 肺俞、脾俞（图7-4）。

（1）捏脊：捏脊3遍，当按捏至背部的肺俞穴与脾俞穴处时，各稍用力向上提3次，然后配合按、擦肺俞穴与脾俞穴，捏拿背部肌肉。

（2）按擦肺俞：两手拇指分别放在背部的肺俞穴，以指端点按，一按一松，连按21次；再以指腹推擦肺俞穴3分钟。

（3）按擦脾俞：两手拇指分别放在背部的脾俞穴，以指端点按，一按一松，连按21次；再以指腹推擦脾俞穴3分钟。

（4）捏拿背部：两手拇指与其余四指相对，在背部脊柱两侧做一紧一松的捏拿动作。用力要由轻而重，逐步加大力量，边

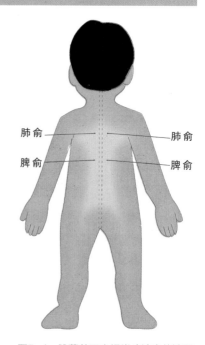

肺俞　　　　　肺俞
脾俞　　　　　脾俞

图7-4　肌营养不良捏脊疗法穴位选取

捏拿边连续地拧转移动，从上而下各捏拿一遍。

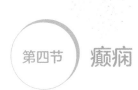

第四节　癫痫

突然出现发作性的神志异常，主要表现为意识丧失，跌倒在地，同时发出尖锐的叫声，口吐白色泡沫状唾液，这是典型的癫痫大发作，又称为"羊癫风"。

临床表现

癫痫发作时多有全身肌肉强直性收缩，头部后仰，上肢屈曲性强直，下肢伸展性强直，继而发生全身肌肉节律性收缩。发作持续时间为1~5分钟，发作后呈深睡状态，醒后通常情况尚好，有时诉头痛。

还有一些癫痫患儿表现为突然的意识丧失，静止无语，中断正在进行的活动，双目茫然凝视，眼睑可以有细微颤动，持续数秒至半分钟，然后意识很快恢复，继续进行发作前的活动，对发作不能记忆。这种情况即为癫痫小发作。

通常认为，癫痫的发病是由中枢神经系统内的大量神经元突然放电，并向周围扩散传播所致。有遗传因素的小儿在遇到意外刺激、情绪紧张、过度疲劳以及环境骤变等情况下，易出现癫痫发作。

在癫痫患者中，小儿占绝大部分，因此要从母亲孕期开始即重视保健。孕妇宜保持心情舒畅，情绪稳定，避免精神刺激，防止跌倒或撞击腹部；要定期进行产前检查，临产时注意保护胎儿。在分娩时，使用产钳或者胎头吸引器时要特别慎重，避免胎儿窒息，注意避免胎儿颅脑外伤。

捏脊疗法

穴位选取 风府（图7-5）。

（1）捏脊：捏脊3遍，当按捏到颈后的风府穴处时，稍用力向上提3次，然后配合掐、擦风府穴，推脊背部。

（2）掐风府：一只手拇指放在颈后的风府穴，用指端甲缘着力按掐，一掐一松，连掐21次。

（3）擦风府：一只手拇指放在颈后的风府穴，用指腹着力向下推擦，连擦3分钟。

（4）推脊背：两手拇指分别放在背部第1胸椎棘突旁开1.5寸处，以指腹由上往下推动，至第12胸椎处为止，连推数遍。

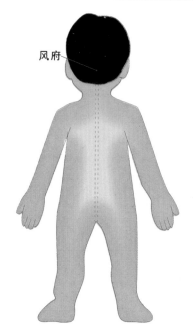

图7-5 风府

注意事项

（1）注意帮助儿童调整心理：小儿癫痫患者不同于成年人，还没有自制力和自我保护的能力，所以要特别注意护理。作为家长一定要担当起监督、照顾患儿的责任，尽量不要因为癫痫病给孩子的心理造成不良影响。

（2）避免孩子独自一人：尽量陪在孩子的身边，不要让孩子单独外出，防止病情发作带来的危险。

（3）帮助癫痫儿童养成良好的生活习惯：加强对患儿的护理，在日常的生活中要让患儿养成良好、规律的生活习惯，防止压力过大、过度疲劳、睡眠不足和情绪激动。要让患儿尽量远离电脑或者游戏机，因为屏幕的闪光刺激可以诱发癫痫发作。

（4）定期复诊很重要：即使一段时间癫痫病没有发作，家长也要定期带患儿复诊，根据医嘱调整药物的剂量及服的次数，并监测血常规、肝功能。

（5）家人要对癫痫病有深刻的了解：在患儿出现大发作、小发作的时候可以知道如何护理患儿。如果出现发作持续时间超过以往的时间或发作次数明显增多，应马上就近就诊。

（6）遵医嘱用药：很多时候癫痫病患儿是在家进行调理，家长要根据医生的处方督促患儿用药，更不能随意改变药物的剂量及随意停药。

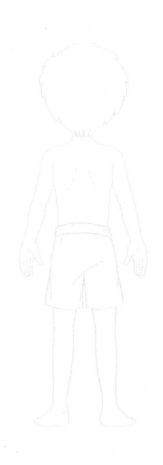

第八章
其他

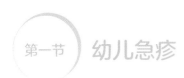

第一节 幼儿急疹

幼儿急疹由外感幼儿急疹时邪（人疱疹病毒6型）导致，临床以急性高热，3～4天后体温骤降，同时全身出现玫瑰红色小丘疹，疹退后无痕迹遗留为特征的一种比较轻的急性发疹性传染病。由于形似麻疹而又与麻疹有别，故又称"假麻"。因皮疹发生于高热之后，称为"烧痧"。

临床表现

本病一年四季均可发生，以冬春季节发病者居多；易发生于婴幼儿，特别多见于6～18个月的婴幼儿，6个月以内婴儿也可发病，约90%以上的婴幼儿发生此病。病后可获得持久免疫力，很少第二次发病。患儿多能顺利出疹，极少有并发症发生，偶见中耳炎、下呼吸道感染、心肌炎、心功能不全等，也有严重并发症的报道，如致死性脑炎或脑病、重度肝功能损害、特发性血小板减少性紫癜等。

捏脊疗法

穴位选取 大椎、肩井、风门、肺俞、龟尾、肺经、天河水、六腑、坎宫、天门、太阳（图8-1）。

操作手法

（1）推脊手法，重提按风门、肺俞以及大椎穴。

（2）清肺经。

（3）退六腑。

（4）其他配穴如开天门，运太阳，分推坎宫以及推天河水。

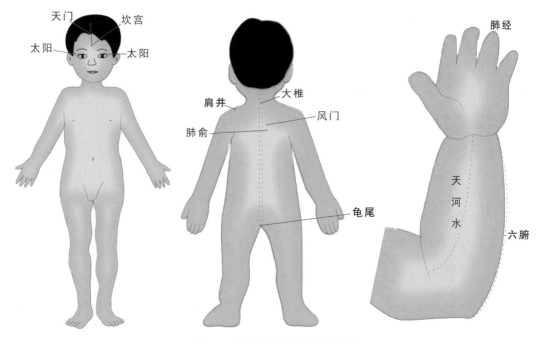

图8-1 幼儿急疹捏脊疗法穴位选取

注意事项

（1）让患儿有良好的环境休息，注意室内要保持安静，确保孩子的睡眠充足，以便有充足的体力去对抗病毒。

（2）注意观察，如果小儿出现烦躁、哭闹、食欲差、咳嗽、恶心时，提示有发病可能，此时要察看是否发热或者出现皮疹。

（3）保持室内空气良好，温度适宜，不要给患儿盖太厚的被子，按平常的盖法就行，否则不利于散热，对宝宝康复无益。

（4）饮食应清淡，食用易消化的流质食物，平时可给患儿多喝温水以利尿，也可将水果打成汁，以便为患儿补充维生素。

（5）患儿在生病期间，作为父母要倍加关注，体温不是太高的话可进行简单的物理降温，同时多陪患儿说说话，聊聊天，这样会使小儿心情愉快，有利于康复。

（6）注意在急疹期间，不要让患儿过于跑跳，贪玩，要休息好，否则太贪玩容易出汗，汗液可能会加重感染并且汗液挥发可能会造成患儿感冒，加重病情。

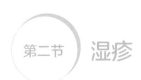

第二节 湿疹

小儿湿疹为一种变态反应性皮肤病，就是平常说的过敏性皮肤病。主要原因是患儿对食入物、吸入物或者接触物不耐受或过敏所致。患有湿疹的小儿起初皮肤发红、出现皮疹、继之皮肤发糙、脱屑，抚摩孩子的皮肤如同触摸在砂纸上一样。遇热和遇湿都可使湿疹病情加重。

临床表现

头面、眉间、颊部、胸部等局部皮肤潮红，进而出现红色丘疹、水疱、糜烂、渗液，甚至化脓，瘙痒异常，结痂、脱屑或苔藓化。常伴烦躁不安，不思饮食，或发热，或纳呆、腹泻，或便干、尿黄。久则皮肤肥厚、粗糙及起鳞屑，色素沉着，瘙痒较甚等。

（一）湿热浸渍型

表现为小儿皮肤湿疹颜色鲜红，瘙痒，伴有液体渗出，烦躁不安，大便秘结，舌质红，舌苔黄腻，脉滑、指纹紫。

（二）脾虚湿盛型

表现为皮肤湿疹，面色不华，皮疹色黯，厌食，大便稀软，舌淡，苔白腻，脉濡，指纹淡。

捏脊疗法

方法一

有效穴位 大椎、风门、肺俞、龟尾、脾经、肺经、胃经、四横纹、内八卦、天河水、外八卦（图8-2）。

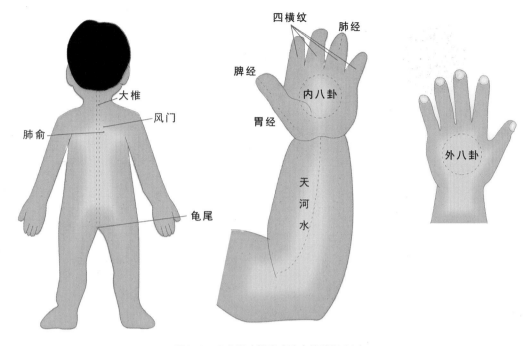

图8-2　小儿湿疹捏脊疗法穴位选取（1）

[操作方法]

（1）捏脊常规手法，重提按风门、肺俞、大椎，配合推脊由大椎推向龟尾。

（2）配合按摩手法，选择清肺经100～200次、清天河水300次、推四横纹50～100次、清补脾经100次、清胃经100次、运内八卦100次、运外八卦100次。

方法二

[有效穴位]　厥阴俞、脾俞、胃俞、三焦俞、肺俞、大肠经、脾经、六腑、阳陵泉、足三里等穴（图8-3）。

[操作方法]

（1）捏脊常规手法，重提厥阴俞、脾俞、胃俞以及三焦俞等穴。

（2）配合按摩手法，选择补脾经100次、点揉肺俞1分钟、清大肠100次、揉足三里50次、推六腑100次、揉阳陵泉穴30次。

[主　治]　湿热浸渍型小儿湿疹。

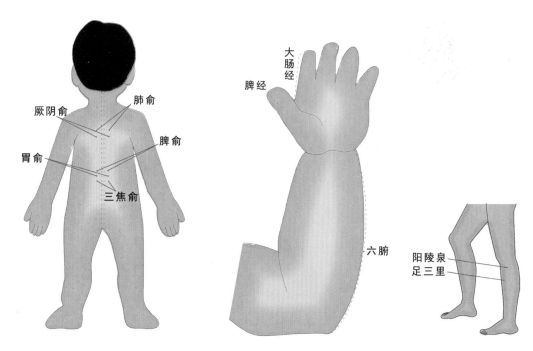

图8-3　小儿湿疹捏脊疗法穴位选取（2）

方法三

有效穴位　厥阴俞、脾俞、胃俞、三焦俞、脾经、四横纹、内八卦、大肠经、六腑、三关、中脘、足三里（图8-4）。

操作方法

（1）捏脊常规手法，重提厥阴俞、脾俞、胃俞以及三焦俞等穴。

（2）配合按摩手法，选择补脾经100次、运内八卦100次、推四横纹50～100次、推六腑100次、推上三关30～50次、揉中脘100次、清大肠100次、揉足三里穴50次。

主　治　脾虚湿盛型小儿湿疹。

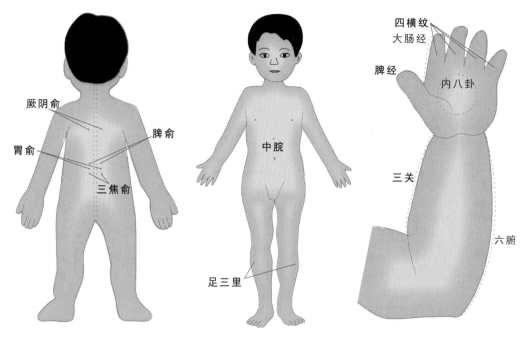

图8-4 小儿湿疹捏脊疗法穴位选取（3）

注意事项

（1）牛奶过敏者，改用人乳或者代乳品。哺乳母亲忌食蛋奶制品及辛辣、海鲜类食物。

（2）注意纠正孩子偏食，鼓励幼儿多食用蔬菜、水果。

（3）合理喂养，适量适度，循序渐进添加辅食。

（4）忌用碱性肥皂擦洗，衣料用棉布，质地要柔软。夜间用手套包扎婴儿两手，避免抓破皮肤而引起感染。

（5）已经发现食用某种食物而出现湿疹，则应当避免再次进食这种食物。

（6）禁食芸豆、螃蟹。禁食辛辣、煎炸、寒凉食品。禁食羊肉、鱼虾等发物食品。

（7）避免接触或食用可能导致小儿过敏的物品。

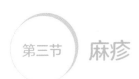

第三节 麻疹

麻疹是由麻疹病毒导致的急性出疹性呼吸道传染病，人类普遍易感，多见于婴幼儿。临床以发热、眼和上呼吸道炎症、麻疹黏膜斑和全身斑丘疹、疹退后糠麸样脱屑，并且留有棕色色素沉着为其特征。一年四季都可发病，其中以冬、春季多见，容易并发肺炎。我国广泛应用麻疹减毒活疫苗以后，其发病率已显著下降，流行的现象已不再存在。

古代医籍中将宋代以前的麻疹和天花常相提并论，宋代以后才逐渐分开。如《小儿药证直诀·疮疹候》中将其称为疮疹，记载了典型症状和治疗方法，并指出有传染性的特点。《小儿斑疹备急方论》始将麻疹和天花分别论述，为第一部麻疹证治专著，不仅把麻疹正式定名，并对其病因病机、辨证论治和预防进行了全面的论述。《证治准绳·幼科》把麻疹分为初热期、见形期以及收后期，成为后世分期的基础。《麻科活人全书》："麻虽胎毒，多带时行，气候暄热，常令男女传染而成。"认为其发病原因主要由于感受麻毒时邪，流行传染所致；并将麻疹过程中出现气促、咳喘、鼻翼扇动等症，被称为"肺炎喘嗽"，指出是麻疹常见并发症之一。

临床表现

（一）典型麻疹

（1）潜伏期：6~18天不等，通常为10~12天，应用被动免疫的患者可延至21~28天。

（2）前驱期：指由发热开始至出疹，通常为3~4日。发热为其首发症状，体温或渐升，或骤增，可达39~40℃无一定热型。同时出现喷嚏，流涕，咳嗽咽部充血，双眼结膜充血，羞明流泪，畏寒头痛，食欲不振，全身不适等证。于起病后的2~3天，颊内黏膜上相当于下部磨牙的外侧，见到0.5~1mm直径大小的白色斑点，周围绕以红晕，此即麻疹黏膜斑，是早期诊断的重要依据。初起只有数个，1~2天内迅速增多，满布两颊，常在出疹第1天融合成比较大白斑，类似鹅口疮，在皮疹大量透出时逐渐消失。近期接受过被动免疫注射者症状减轻，可能不出现此斑。

（3）出疹期：2～5日不等。发热3～4天之后，皮疹自耳后发际及颈部开始，渐及额、面部，然后自上而下延至躯干及四肢，甚至达手掌及足底。开始是玫瑰色斑丘疹，略高出皮面，初起稀疏分明，其后可能会有不同程度的融合，颜色呈暗红色，但是疹间还可见正常皮肤。此期体温升高可达40℃，咳嗽加剧，咽红肿痛，出现嗜睡或者烦躁，颈部淋巴结和脾脏可轻度增大，肺部可闻及少量啰音，肺部X线检查可见肺纹理增多。

（4）恢复期：出疹3～5天后，若无并发症，皮疹依出疹顺序逐渐消退，疹退处有麦麸样脱屑（除手心脚掌外），留存棕色斑痕，经1～2周后才完全消失，此色素斑在病的后期有诊断意义。随着皮疹消退，热度同时下降，精神及食欲好转，上呼吸道症状也很快消失。整个病程为10～14天。

（二）其他类型麻疹

（1）轻型麻疹：多见于对麻疹病毒有部分免疫力的患者。潜伏期3～4周，前驱期短并且症状轻微，体温大都在39℃以下，常没有麻疹黏膜斑，皮疹稀疏色淡，很快消失，可无脱屑及色素斑，病程约1周左右，没有并发症。

（2）重型麻疹：多见于营养不良或者原有严重疾患者。此型中毒症状严重，起病后迅速高热，且持续在40～41℃，出疹期通常较长，皮疹常密集融合成片，满布全身，或者疹出不透，皮疹暗红稀少；或出而骤退。往往并发肺炎、喉炎或者中耳炎，常出现循环衰竭或者中枢神经系统症状。此型预后不良，病死率高。

（3）无皮疹型：见于白血病及恶性肿瘤等应用免疫抑制剂的患者，或者4～6个月婴幼儿体内尚有相当量母体抗体者。整个病程不见皮疹，仅有麻疹黏膜斑。诊断主要依据鼻咽部分泌物中找到多核巨细胞和血清学检查。

（4）成年人麻疹：因为麻疹疫苗的应用，成年人麻疹发病率逐渐增加。与儿童麻疹不同之处为：胃肠道症状多见，如呕吐、恶心、腹痛及腹泻；骨骼肌痛，包括关节和背部痛；麻疹黏膜斑存在时间可长达7天；眼痛多见，但是羞明少见；肝损害发生率高。

（三）实验室及其他检查

（1）血常规：白细胞减少，淋巴细胞相对增多。并发细菌感染时，白细胞总数和中性粒细胞增多。

（2）多核巨细胞检查：在出疹之前2天至出疹后1天，取患者鼻咽分泌物做涂片，镜检出多核巨细胞有诊断价值。

（3）病毒分离：发热期取患者血、尿或者鼻咽分泌物作组织培养，可检出麻疹病毒。

（4）病毒抗原检查：通过免疫荧光法检查鼻咽分泌物中的脱落细胞或者尿沉渣涂片中的麻疹病毒抗原，有早期诊断意义。

（5）抗体测定：通过ELISA法检测急性期患者血清中的特异性IgM抗体，有助于早期诊断。

捏脊疗法

方法一

穴位选取 天河水、小天心、一窝风、二扇门、胃经、肺经、肺俞、大椎、龟尾（图8-5）。

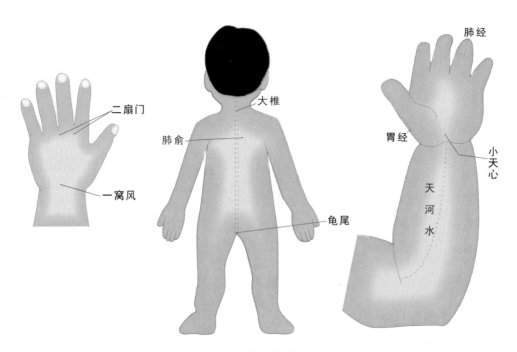

图8-5 麻疹捏脊疗法穴位选取（1）

操作手法　清天河水100次，掐揉小天心、揉一窝风和掐揉二扇门各50次，清胃经、清肺经各300次，揉肺俞50次，推脊、捏脊疗法各10遍，从龟尾直捏至大椎穴，手法和缓。

操作间隔　每天治疗1次，7天为1个疗程。

主　治　麻疹出疹期。

方法二

穴位选取　脾经、肺经、肾经、上马、板门、中脘、足三里、肺俞、脾俞、胃俞、肾俞、天河水、龟尾、大椎（图8-6）。

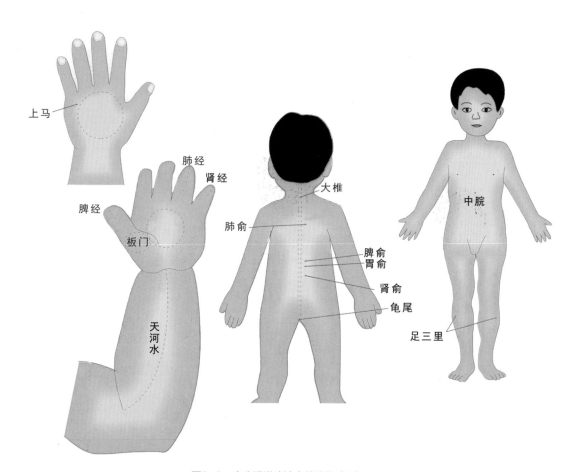

图8-6　麻疹捏脊疗法穴位选取（2）

操作手法 补脾经、补肺经以及补肾经各300次，揉上马、揉板门、揉中脘、按揉足三里各50次，推肺俞、脾俞、胃俞、肾俞各50次，清天河水300次，捏脊疗法10遍，从龟尾捏至大椎穴，手法和缓。

操作间隔 每天治疗1次，7天为1个疗程。

主 治 麻疹恢复期。

方法三

穴位选取 攒竹、坎宫、太阳、肺经、肺俞、风门、三关、大椎、龟尾（图8-7）。

操作手法 推攒竹30次，推坎宫30次，揉太阳50次，清肺经300次，揉肺俞、揉风门各50次，推三关100次，捏脊常规手法10遍，从龟尾捏至大椎穴，手法和缓。

操作间隔 每天治疗1次，7天为1个疗程。

主 治 麻疹出疹前。

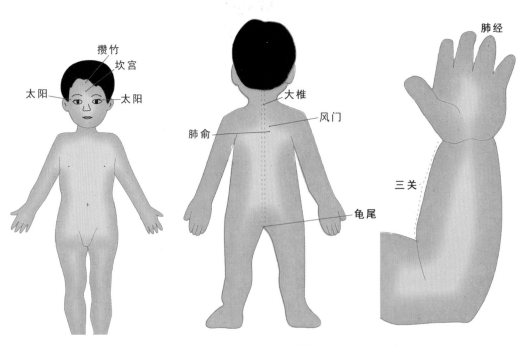

图8-7 麻疹捏脊疗法穴位选取（3）

注意事项

（1）卧床休息，室内宜温暖、安静、空气新鲜。患儿应注意保暖，但又不可过热，室内温度18～20℃左右。室内应经常通风，但避免空气对流，防止再感风寒。空气不宜过于干燥，保持一定的湿度。光线宜柔和，窗前应当挂有色窗帘，白炽灯泡应罩灯罩，避免强光刺激。

（2）隔离。禁止患儿与其他儿童接触。家庭成员接触患儿后，需在户外停留20分钟方可再接触其他儿童。出疹后6天即无传染性，不必再行隔离，如并发肺炎，应延长隔离期至疹后第10天。

（3）五官护理：①眼。因炎性分泌物多而形成眼痂，甚至封眼。可用0.9%的氯化钠溶液、温水洗净，滴0.25%氯霉素眼药水，每天3次，在睡前用金霉素眼膏涂入眼内。②鼻。鼻腔分泌物多时，容易形成鼻痂，可用0.9%的氯化钠溶液湿润棉签，轻轻拭除之后，涂少量石蜡油润滑。鼻孔周围糜烂，可涂以抗生素软膏。③耳。应逐日观察耳内，如有炎症发生，可以用3%双氧水清洗后，再滴入氯霉素、甘油或者酚甘油，每次1～2滴，每天3次。④口腔。每天用0.9%的氯化钠溶液或者2%硼酸溶液漱口。如有恶臭，应警惕口腔内有无厌氧菌繁殖，此时应用3%双氧水清洗。口腔溃疡处可搽锡类散、青黛散等。⑤皮肤护理。保持皮肤清洁、勤换内衣，有利于皮肤体表散热及排泄。腹泻患儿每次便后，应用温热水清洗肛门及会阴部。勤剪指甲，避免患儿指甲抓痒引起继发感染。

（4）饮食护理。饮食以易消化富有营养为原则，可用流质饮食，如牛奶、藕粉以及米汤等。应少食多餐，最好是平常食用过的食物。不宜食用干硬、油腻食物，以免导致消化不良。如果患儿有腹泻，应禁食含纤维多的食物，如水果、青菜等。

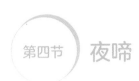

第四节 夜啼

婴儿入夜啼哭不安，时哭时止，或者每夜定时，甚则通宵达旦，但是白天能安静入睡者称为夜啼。多见于新生儿和6个月内婴儿。

啼哭为新生儿的一种本能反应。新生儿乃至婴儿常以啼哭表达痛苦。由于饥饿、惊恐、尿布潮湿、衣着过冷或过热等导致的偶尔啼哭，若喂以乳食、安抚亲昵、更换尿布、增减衣着即止，不属病态。长期反复夜啼见于消化系统病症和营养缺乏。

临床表现

（一）主要症状

主要以患儿常在夜间无明显诱因而哭闹不止为特点。

（1）脾脏虚寒：啼哭时哭声低弱，睡喜蜷曲，腹喜按摩，吮乳无力，四肢欠温，大便溏薄，面色青白，舌苔薄白，唇舌淡红，指纹青红。

（2）心经积热：啼哭时哭声较响，见灯火甚则更剧，哭时面赤唇红，烦躁不安，小便短赤，大便秘结，舌尖红，苔黄，指纹较红紫。

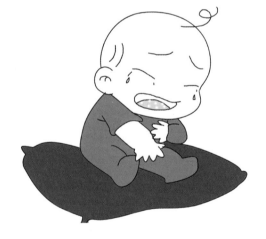

（3）惊恐：夜间突然啼哭，似见异物状，精神不安，哭声不已，睡中时作惊惕，面色青灰，脉来急数。紧偎母怀，哭则缓解。

（4）乳食积滞：夜间阵阵啼哭，厌食吐乳，嗳腐泛酸，脘腹胀满，大便臭秽，苔厚，指纹紫。

（二）体征

通常多见于半岁以内的婴幼儿，持续时间数日至数月不定，有的阵阵哭啼，哭后仍能入睡；有的通宵达旦，彻夜不眠，白天如常，入夜则啼哭。

（三）辅助检查

实验室检查：血、尿以及大便常规检查。

捏脊疗法

方法一

穴位选取 脾经、外劳宫、三关、中脘、大椎、龟尾（图8-8）。

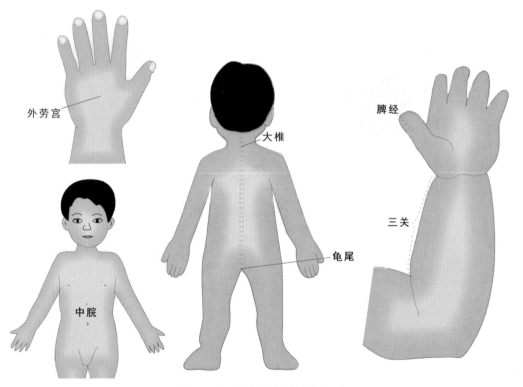

图8-8　夜啼捏脊疗法穴位选取（1）

操作手法 补脾经300次，揉外劳宫50次，推三关300次，摩腹5分钟，揉中脘50次，捏脊疗法10遍，从龟尾捏至大椎穴，手法由缓而疾，由轻而重。

操作间隔 每天治疗1次，5天为1个疗程。

主　治 夜啼脾脏虚寒证。

方法二

穴位选取 心经、小肠经、天河水、内劳宫、大椎、龟尾（图8-9）。

操作手法 清心经、清小肠以及清天河水300次，揉内劳宫50次、揉总筋50次，捏脊疗法10遍，从龟尾捏至大椎穴，手法由缓而疾，由轻而重。

操作间隔 每天治疗1次，5天为1个疗程。

主　治 夜啼心经积热证。

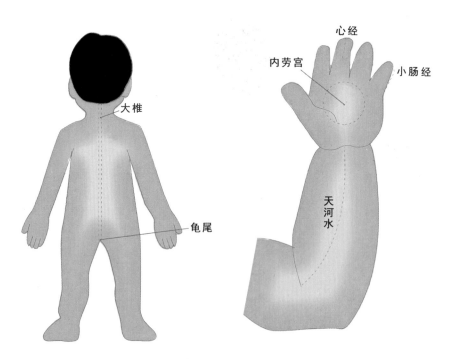

图8-9　夜啼捏脊疗法穴位选取（2）

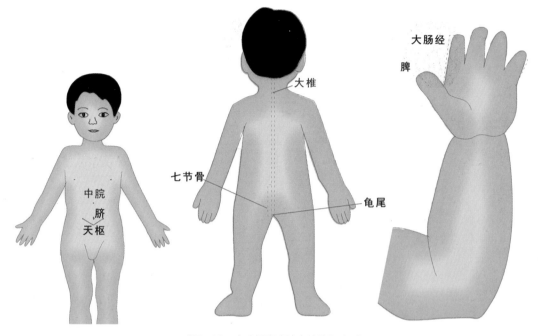

图8-10 夜啼捏脊疗法穴位选取（3）

方法三

`穴位选取` 脾经、大肠经、中脘、天枢、脐、七节骨、龟尾、大椎（图8-10）。

`操作手法` 清补脾经、清大肠各300次，揉中脘、揉天枢以及揉脐各50次，摩腹5分钟，推下七节骨100次，捏脊疗法10遍，从龟尾捏至大椎穴，手法由缓而疾，由轻而重。

`操作间隔` 每天治疗1次，5天为1个疗程。

`主    治` 夜啼乳食积滞证。

方法四

`穴位选取` 肝经、心经、小天心、五指节、攒竹、大椎、龟尾（图8-11）。

`操作手法` 清肝经和补心经各300次，揉小天心、揉五指节各50次，推攒竹30次，捏脊疗法10遍，从龟尾捏至大椎穴，手法由缓而疾，由轻而重。

`操作间隔` 每天治疗1次，5天为1个疗程。

`主    治` 夜啼惊恐证。

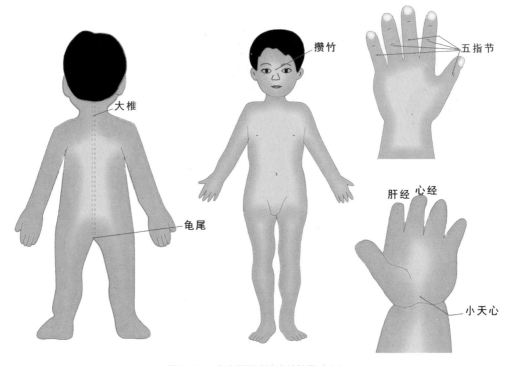

图8-11　夜啼捏脊疗法穴位选取（4）

注意事项

（1）注意保持周围环境安静祥和，避免患儿受惊吓。检查衣服被褥是否有异物，谨防刺伤皮肤。

（2）保持室内温度适宜，避免小儿伤风，但也不要衣被过暖。

（3）哺乳期妇女不可过食寒凉和辛辣热性食物，勿受惊吓。

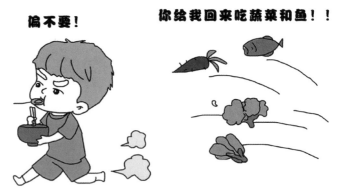

（4）不可把婴儿抱在怀中睡眠，不通宵开启灯具，养成良好的睡眠习惯。

（5）要注意寻找婴儿无故啼哭不止的原因，如饥饿、过饱、寒冷、闷热、虫咬、尿布浸渍、衣被刺激等，除去引起啼哭的原因。

（6）注意培养小儿良好的饮食习惯，改变挑食、偏食以及食用小零食的不良习惯。吃饭应定时定量，不要吃得太饱。对于新生儿尽量以母乳喂养，对大一点的小儿应及时添加辅食。

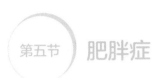

第五节　肥胖症

肥胖症是因为长期能量摄入超过消耗，导致体内脂肪积聚过多而引起的疾病。一般认为体重超过按身长计算的平均标准体重20%，或超过按年龄计算的平均标准体重加上2个标准差以上即是肥胖病。我国人民生活水平逐步提高，小儿肥胖症发病率有增加趋势。而肥胖症和冠心病、高血压以及糖尿病等都有一定关系，应当及早预防。小儿肥胖症大多属单纯性肥胖症（即非内分泌代谢性疾病等导致）。

中医无肥胖症这一病名，但对肥胖症认识较早。《灵枢·卫气失常》说："人有肥有膏……皮满者，肥。皮缓者……膏。膏者，多气而皮纵缓。"清代张志聪也说："中焦之气，蒸津液，化其精微……溢于外则皮肉膏肥，余于内则膏肓丰满。"认为肥胖症的发生和饮食过量有关。

临床表现

（一）任何年龄均可发生

1岁以下婴儿，5~6岁及青少年期十分容易发病。患儿食欲极好，食量亦大，尤喜甜食和脂类食物。这类患儿智力良好，性发育正常或者较早，但因活动不便，极少运动。明显肥胖儿童常有疲乏感，用力时气短

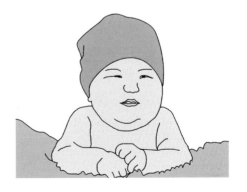

或腿痛；严重肥胖者可由于脂肪过度堆积限制胸廓及膈肌运动，致肺通气量不足，呼吸浅快，肺泡含气量减少，导致低氧血症、红细胞增多、紫绀、心脏扩大、心力衰竭，甚至死亡。

（二）体格检查

患儿皮下脂肪甚厚，分布均匀，尤以乳、腹、髋以及肩部为显著。腹部及大腿可出现粉红色或紫红色浅纹。四肢肥大，尤以上臂及股部明显。女性肥胖儿外生殖器发育大多正常，男性患儿因为大腿会阴部脂肪过多，阴茎可掩藏于脂肪组织中而显得过小，实际上属正常范围。少数肥胖儿可有扁平足和膝外翻。

（三）实验室及其他检查

肥胖儿常有高胰岛素血症；可有甘油三酯及胆固醇增高，严重者β-脂蛋白也增高；生长激素水平减低，生长激素刺激试验峰值要比正常儿童低。

捏脊疗法

方法一

穴位选取 脾经、内八卦、中脘、足三里、脾俞、胃俞、龟尾、大椎（图8-12）。

操作手法 补脾经和运内八卦各300次，摩中脘及摩腹5分钟，揉足三里50次，揉脾俞、胃俞穴各5次，捏脊常规手法10遍，从龟尾捏至大椎穴，手法由缓而疾，由轻而重。

操作间隔 每天治疗1次，5天为1个疗程。

主　治 肥胖脾虚证。

方法二

穴位选取 脾经、胃经、大肠经、内八卦、板门、内劳宫、天河水、脾俞、胃俞、丰隆、阴陵泉、龟尾、大椎（图8-13）。

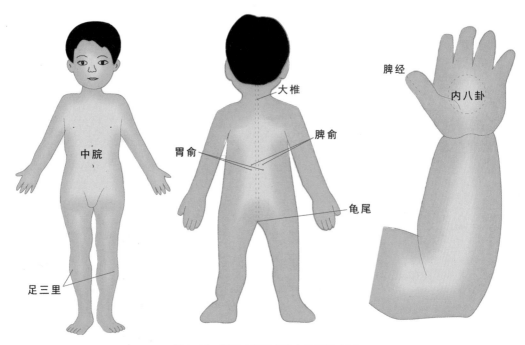

图8-12 肥胖症捏脊疗法穴位选取（1）

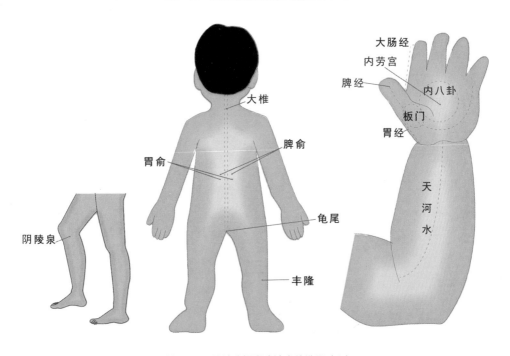

图8-13 肥胖症捏脊疗法穴位选取（2）

操作手法 补脾经、补胃经以及清大肠各300次，运内八卦100次，揉板门、运内劳宫各50次，清天河水300次，揉脾俞、胃俞、丰隆以及阴陵泉穴各50次，捏脊常规手法10遍，从龟尾捏至大椎穴，手法由缓而疾，由轻而重。

操作间隔 每天治疗1次，5天为1个疗程。

主　治 肥胖痰湿证。

注意事项

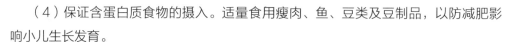

（1）限制高热量、高糖、高脂肪、高胆固醇食物的摄入。少食用肥肉、动物内脏、油炸食品、奶油甜点、冰淇淋、坚果类、巧克力等。可生吃的食物尽量生吃，这样热量低且营养成分高，使体内处于热量负平衡状态，以消耗体内脂肪。

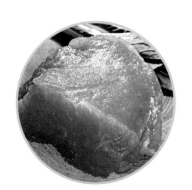

（2）限制精细主食摄入。多食用全麦（麦片）、糙米（糙米粉）、玉米等，既能减少热量摄入，又可饱腹。

（3）限制食盐摄入。食盐摄入量是正常儿童的1/2，以减少水钠潴留并可降低食欲。

（4）保证含蛋白质食物的摄入。适量食用瘦肉、鱼、豆类及豆制品，以防减肥影响小儿生长发育。

（5）保证含维生素、矿物质食物的摄入。水分及纤维多的蔬果热量低、体积大，可增加饱腹感；促进脂肪代谢，使脂肪难以堆积。

（6）多饮水。保证每天4～6杯水，以清理脂肪，输送营养。

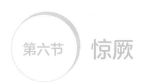

第六节　惊厥

惊厥是由于多种原因使脑神经功能紊乱所引起，表现为突然发作的全身性或局限性肌群强直性和阵挛性抽搐，多数可伴有意识障碍。小儿惊厥的发病率很高，6岁以下惊厥的发生率约为成年人的10～15倍，约占全部儿童的5%～10%，以婴幼儿多见。惊厥频繁发作或持续状态可使患儿遗留严重的后遗症，甚至危及生命。

临床表现

惊厥表现为突然发生意识丧失，眼球固定不动或者上翻，面部、四肢呈阵发性、强直性抽搐，严重者出现颈项强直、角弓反张，甚至大小便失禁。惊厥可导致血液循环或呼吸障碍，表现为面色苍白，口唇青紫，心律不齐，呼吸微弱或者不规则，甚至发生窒息。

捏脊疗法

穴位选取　肝俞（图8-14）。

（1）捏脊：捏脊3遍，当按捏到背部肝俞穴处时，稍用力向上提3次，然后配合按、擦肝俞穴，推上背部。

（2）按肝俞：两手拇指分别放在背部的肝俞穴，以指端点按，一按一松，连按21次。

（3）擦肝俞：两手拇指分别放在背部的肝俞穴，用指腹推擦3分钟。

（4）推上背：两手张开，分别放在背部脊柱两侧，从颈后开始，沿脊柱向下推擦，至胸椎尽处为止，连推3遍。

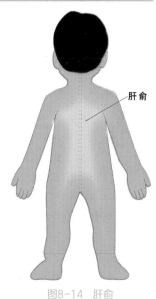

图8-14　肝俞

注意事项

（1）保持病室安静，减少刺激，确保患儿安静休息。

（2）室内要经常开窗，促进空气流通。夏季要采取降温措施。如果为传染病引起，要注意隔离。

（3）小儿多参加户外活动，以增强身体素质及适应外界环境的能力。

（4）小儿的饮食应做到营养均衡、全面，多食用富含维生素和矿物质的食物。不要让小儿饥饿，避免因低血糖而引起惊厥。

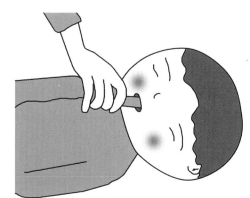

（5）惊厥发作时，应当尽量设法止痉，随后找出发生惊厥的原因，对因治疗。防止久吐、久泻引起的惊厥，发热者应提防高热导致的惊厥。

（6）惊厥患儿抽搐不止和痰多时，应使患儿侧卧，用纱布包裹压舌板，置于其上下齿之间，以利呼吸通畅、痰涎外流，同时可避免其咬破口舌。

（7）谨慎用药，避免由于药物过量或中毒引起惊厥。

（8）积极治疗各种可导致小儿惊厥的疾病。

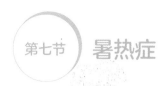

第七节　暑热症

暑热症是一种发生于盛夏季节的儿科常见病，主要表现为盛夏季节小儿长期发热，热度随外界的气温高低而变化，并伴有口渴、多尿、多饮、无汗或少汗等症状。发病时间往往集中在天气最炎热的6～8月间，可迁延整个夏季，到秋凉以后逐渐痊愈。本病多发生于3岁以内的婴幼儿，其中以6个月～2岁小儿最为多见。这是因为婴幼儿年龄小，体温调节功能不健全所致；也可由于体温调节中枢功能失调而引起。

临床表现

（一）发热

多数患儿的体温会随着气温的上升而上升，可在38～40℃之间，并且随着气温升降而波动，发热期可达1～3个月；随着入秋气候转为凉爽，体温自然下降到正常。

（二）口渴，多饮，多尿

患儿口渴逐渐明显，饮水日益增加，24小时内可饮水2000～3000mL，甚至更多。另外，通常患儿小便清长，次数频繁，每天可达20～30次，或随饮随尿。

（三）少汗或汗闭

患儿虽有高热，但是汗出不多，仅在起病时头部稍有汗出。

（四）其他症状

病初一般情况良好。发热持续不退时可伴食欲减退，面色少华，形体消瘦，或伴倦怠乏力。

捏脊疗法

穴位选取 灵台（图8-15）。

操作手法

（1）捏脊：捏脊3遍，当按捏到背部的灵台穴处时，稍用力向上提3次，然后配合掐、揉灵台穴，推背部。

（2）掐灵台：一只手拇指放在背部的灵台穴，以指端甲缘按掐，一掐一松，连掐21次。

（3）揉灵台：一只手拇指放在背部的灵台穴，以指腹做按揉活动，连揉3分钟。

（4）推背部：两手张开，分别放在脊柱两侧，以手掌由上往下推，连推3分钟，重点刺激脊中线旁开1.5～3寸的足太阳膀胱经循行部位。

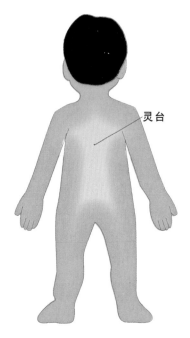

图8-15 灵台

注意事项

（1）把宝宝转移至凉爽的空调房内进行降温，注意温度不可过高也不可过低。

（2）多给宝宝喝消暑解热的饮品，如冬瓜水、绿豆汤、荷叶粥等。

（3）当宝宝出现高热症状时，可采用温水浴给宝宝沐浴降温。

（4）宝宝的饮食一定要清淡，水分要充足，多给宝宝食用一些流质食物。

（5）若3～4天后宝宝热度不退，则应带宝宝及时去看医生。

（6）由于饮水多，宝宝排尿的次数每昼夜可达20多次，尿色很清。

（7）宝宝经常口渴，喜欢饮水，每天饮水量都很大。

（8）宝宝由于持续发热，可能会有烦躁、爱哭和食欲下降的表现。

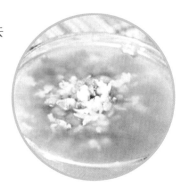

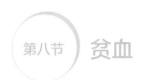

贫血是儿童时期常见的一种综合征，指的是单位容积外周血中红细胞数、血红蛋白量低于正常，红细胞压积也可减少，但是不一定平行。按照世界卫生组织标准，当海拔为0时，小儿血红蛋白低限值是：6个月~6岁为110g/L，6岁~14岁为120g/L，海拔每升高1000m，血红蛋白上升4%，低于以上值称为贫血。

临床表现

小儿贫血中最常见的是营养性或缺铁性贫血。多见于6个月~3岁的婴幼儿。轻度贫血可无自觉症状，中度以上的贫血，可出现头晕乏力、食欲不振、烦躁等，并伴有不同程度的面色苍白、指甲口唇和睑结膜苍白。重度贫血或长期轻中度贫血，可导致脏腑功能失调，抵抗力下降，易患感染性疾病，部分患儿可有肝、脾大。

（一）先天不足型

表现为出生后面色口唇苍白，神疲乏力，厌食纳少，毛发稀疏，大便干结，舌质胖淡，苔白，脉细无力，指纹淡。

（二）饮食喂养不当型

表现为面色萎黄，口唇色淡，食欲不振，疲乏无力，舌质淡，苔薄白，脉缓无力，指纹淡。

捏脊疗法

方法一

有效穴位 脾俞、胃俞、三焦俞、肾俞、肾经、脾经、内八卦、中脘、板门、腹、足三里（图8-16）。

操作方法

（1）捏脊常规手法，重提脾俞、胃俞、三焦俞以及肾俞等穴。

（2）配合按摩手法，选择补脾经100次、运内八卦100次、补肾经100次、揉中脘100次、揉板门300次、摩腹200次、揉足三里50次。

主 治 先天不足型小儿贫血。

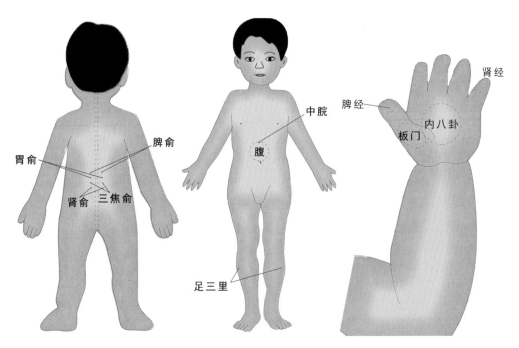

图8-16 小儿贫血捏脊疗法穴位选取（1）

方法二

有效穴位 脾俞、胃俞、三焦俞、肾俞、胃经、脾经、内八卦、板门、四横纹、腹（图8-17）。

操作方法

（1）捏脊常规手法，重提脾俞、胃俞、三焦俞以及肾俞等穴。

（2）配合按摩手法，选择补脾经100次、运内八卦100次、补胃经100次、揉板门300次、推四横纹50～100次、摩腹200次。

主 治 饮食喂养不当型小儿贫血。

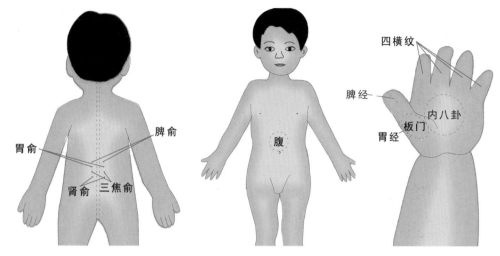

图8-17 小儿贫血捏脊疗法穴位选取（2）

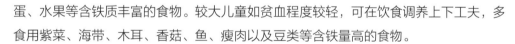

注意事项

（1）铁是人体造血的必需原料，铁缺乏是导致小儿贫血的主要原因，故防治贫血要注意补充铁剂。服用铁剂时，最好在进餐时或者饭后服，以减少对胃肠道的刺激，利于吸收。同时，要掌握好铁剂用量，不可盲目加量，防止出现不良反应。另外，铁剂应避免与茶水、牛奶同服。

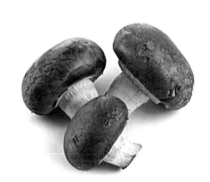

（2）为防止小儿贫血的发生，对于哺乳婴儿应尽早添加辅食，注意进食瘦肉、菠菜、鸡蛋、水果等含铁质丰富的食物。较大儿童如贫血程度较轻，可在饮食调养上下工夫，多食用紫菜、海带、木耳、香菇、鱼、瘦肉以及豆类等含铁量高的食物。

（3）适度补充富含营养的食物，食物宜软烂易消化。

第九节 维生素D缺乏性佝偻病

维生素D缺乏性佝偻病为小儿一种常见慢性营养缺乏症，多见于3岁以下婴幼儿，占总佝偻病95%以上。本病系由于体内维生素D缺乏引起的全身性钙、磷代谢失常，钙盐不能正常沉着于骨骼生长部位，最终致骨骼畸形。

本病属中医五迟、五软、鸡胸、龟背、解颅以及疳证等范畴。因先天禀赋不足，后天失调，气血生化乏源，五脏六腑皆失所养，终致骨弱不坚，发育障碍。

临床表现

维生素D缺乏性佝偻病好发于3个月～2岁小儿，主要表现是非特异性神经精神症状和生长中的骨骼改变，肌肉松弛。骨骼变化在维生素D缺乏几个月之后出现，乳母哺喂患有骨软化症的小儿可在生后2个月内即出现佝偻病表现。重症佝偻病患儿可见消化功能紊乱及心肺功能障碍，并可影响智能发育及免疫功能等。根据临床症状，血液生化和X线改变，将佝偻病分为初期、激期、恢复期以及后遗症期。初期和激期统称为活动期。

（一）初期

常自2～3个月开始出现非特异性的神经精神症状，表现为易激惹、烦躁、睡眠不安以及夜惊夜啼，常伴与室温、季节无关的多汗，患儿由于汗多而摇头擦枕导致枕秃。此期常无明显骨骼改变，X线检查正常或者仅有钙化线轻度模糊。血生化检查血钙浓度正常或稍低，血磷浓度降低，钙磷乘积稍低（30～40），碱性磷酸酶大多有增高，血清25-（OH）D_3可降低。此期可持续数周或者数月，若未经适当治疗，可发展为激期。

（二）激期

常见于3个月～2岁小儿。除初期症状之外，主要表现为骨骼改变和运动机能发育迟缓。由于小儿身体各部骨骼的生长速度随年龄不同而异，佝偻病骨骼改变常常在生长快的部位最明显，所以不同年龄有不同骨骼的表现。

1. 头部骨骼表现

（1）颅骨软化：以手指轻压颞骨或者枕骨中央部位可感觉颅骨内陷，随手放松而弹回，似压乒乓球样的感觉。多见于3~6个月婴儿，为佝偻病激期最早出现的骨骼体征。在约1岁时，尽管佝偻病仍在进展，颅骨软化常消失。

（2）方颅：因为骨样组织增生致额骨和顶骨双侧呈对称性隆起，形成方颅，重者可呈鞍状、十字状颅形。多见于8~9个月以上小儿。

（3）乳牙萌迟：可迟至1岁出牙，3岁才出齐，有时出牙顺序颠倒，牙齿缺乏釉质，易患龋齿，正在钙化中的恒牙也可受到影响。

（4）前囟迟闭：常超过1岁半，甚至会迟至2~3岁方闭合。

2. 胸廓骨骼表现

胸廓畸形多见于1岁左右小儿。

（1）肋骨串珠：肋骨骨骺处膨大，重者一望可见，系该处骨样组织堆积所引起，多见于第4肋以下，以第7~10肋最明显。如果膨大的肋软骨向胸腔内隆起压迫肺组织，则易患肺炎。

（2）肋膈沟：佝偻病患儿肋骨软化，受膈肌牵拉而内陷，同时其下部由于腹大而外翻，形成一条沿肋骨走向的横沟。

（3）鸡胸或漏斗胸：肋骨骺部内陷使胸骨凸出，胸腔前后径增大，称为鸡胸，如胸骨剑突部凹陷，成为漏斗胸。两者均可影响呼吸功能。

3. 四肢骨骼表现

（1）腕踝畸形：手腕、脚踝处可扪及或者看到肥厚的骨骺，形成钝圆形环状隆起，称为佝偻病手镯或脚镯，多见于6个月以上小儿。

（2）下肢畸形：有"X"形腿或者"O"形腿。"O"形腿时，两足跟靠拢，两膝关节不能并拢，其中距离<3cm为轻度，3~6cm为中度，>6cm为重度。"X"形腿在膝关节并拢时两踝关节不能靠拢，畸形程度的确定同"O"形腿。下肢畸形见于小儿开始行走后，因为骨质软化，躯体的重力和张力所致。重症下肢畸形，导致起步态不稳，左右摇摆呈"鸭步"态。

4. 其他骨骼表现

小儿学坐后可引起脊柱后凸，偶有侧弯。重症者骨盆前后径变短，形成扁平骨盆，女婴成年后可造成难产。

5. 其他症状

可有肌肉松弛，韧带松弛，肌力减弱，甚至头项软弱，坐、立、行等运动机能发育落后。肝、脾韧带松弛，常能触及肝脾肿大。腹壁肌肉松弛导致腹部膨隆如蛙腹。患儿大脑皮层功能异常，条件反射形成缓慢，可见表情淡漠，语言功能落后，精神呆滞，免疫力低下。

6. 血液生化

血磷下降明显，血钙可稍低，钙磷乘积大多低于30。碱性磷酸酶明显增加，为活动期重要指标。

7. X线检查

干骺端临时钙化带模糊或者消失，呈毛刷样。骨样组织向干骺端四周伸出，呈杯口状改变。骨骺软骨带明显增宽，和干骺端距离加大。骨干骨质明显稀疏，密度减低，易有弯曲或骨折。

（三）恢复期

经治疗后症状改善，精神活泼，体征减轻，肌张力恢复。血清钙磷浓度数天内恢复正常，钙磷乘积又可达40。碱性磷酸碱通常4～6周达正常水平。干骺端临时钙化带重现，逐渐致密并且增宽。骨质密度增加，逐步恢复正常。

（四）后遗症期

大多见于3岁以后小儿。活动期症状消失，血生化和骨骼X线检查正常，仅留有轻重不等的骨骼畸形，轻者可在生长发育过程中渐行矫正。

捏脊疗法

方法一

穴位选取 脊中、俞穴（图8-18）。

操作手法

（1）捏脊：捏脊3遍，当按捏到背部的脊中穴处时，稍用力向上提3次，然后配合按、揉脊中穴，按夹脊穴。

（2）按脊中：一只手拇指放在背部的脊中穴，以指腹点按，一按一松，连按21次。

（3）揉脊中：以掌根按揉背部的脊中穴，连揉3分钟。

（4）按俞穴：两手拇指分别放在背部第1胸椎旁开1.5寸处，以指腹点按，一按一

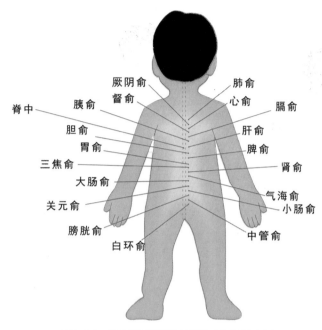

厥阴俞　胰俞　督俞　　肺俞　心俞　膈俞
脊中　胆俞　　　　　肝俞
胃俞　　　　　脾俞
三焦俞　　　　　肾俞
大肠俞　　　　气海俞
关元俞　　　　　小肠俞
膀胱俞　　　中管俞
白环俞

图8-18　维生素D缺乏性佝偻病穴位选取（1）

松，连按14次；然后下移一节脊椎，继续点按，一直按到骶椎为止。

方法二

穴位选取　肾俞、命门、肺俞、肺经、肾经、百会、龟尾、大椎（图8-19）。

操作手法　捏脊常规手法10遍，从龟尾捏至大椎穴，手法由缓而疾，由轻而重，以加快神经的传导和对脏腑的调整。重点提捏肾俞、命门以及肺俞诸穴，配合小儿推拿之补肺经200次，补肾经300次，揉百会50次等手法。

操作间隔　每天或者隔天治疗1次，7天为1个疗程。

主　　治　肾气不足型佝偻病。

方法三

穴位选取　脾俞、胃俞、脾经、肾经、运土入水、内八卦、龟尾、大椎（图8-20）。

操作手法　捏脊常规手法10遍，从龟尾捏至大椎穴，手法由缓而疾，由轻而

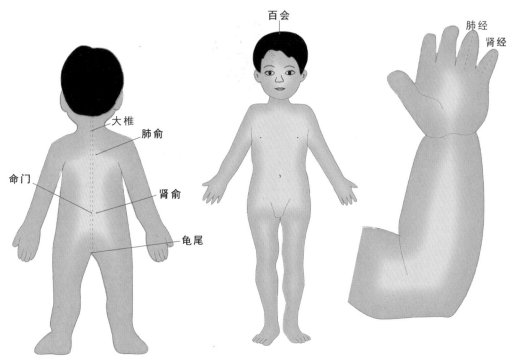

图8-19　维生素D缺乏性佝偻病穴位选取（2）

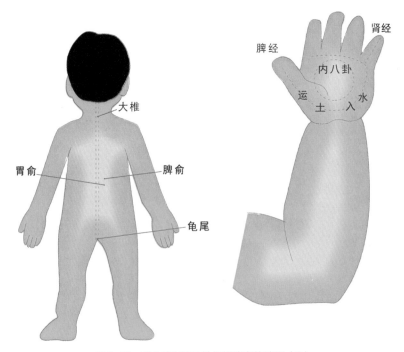

图8-20　维生素D缺乏性佝偻病穴位选取（3）

重，以加快神经的传导和对脏腑的调整。重提按揉脾俞、胃俞，并且配合小儿推拿之补脾经300次，补肾经300次，运土入水50次，运内八卦50次等手法。

操作间隔 每天或者隔天治疗1次，7天为1个疗程。

主　　治 脾虚弱型佝偻病。

注意事项

（1）小儿居住的房间要阳光充足，要多给小儿晒太阳，在室内晒太阳时，注意不要隔着玻璃，因玻璃有遮挡紫外线的作用，也不要让太阳直射眼睛。体育课不要剧烈运动。一般在病后半年，才可按正常儿童对待。

（2）患儿饮食应当根据病情加以调整。疾病初期，患儿有高血压、浮肿、尿少时，应选择无盐饮食，为了调剂口味，可给些无盐酱油；浮肿消退可以改用低盐饮食；不要食用碱做的馒头，因其为有盐食品；有浮肿、尿量少时要限制饮水量；急性期还要适当限制摄入蛋白质和含钾食物，如橘子含钾量较高，不宜食用。当血压正常，浮肿消失之后可恢复普通饮食。

（3）患儿居室内要保持空气新鲜，不要门窗紧闭。应尽量谢绝亲友探视，尤其是患感冒的人，以预防呼吸道感染，因患儿发生呼吸道感染，会加重病情。

脊柱侧凸

脊柱侧凸俗称脊柱侧弯，它是一种脊柱的三维畸形，包括冠状位、矢状位以及轴位上的序列异常。正常人的脊柱从后面看应该是一条直线，并且位于躯干两侧对称。若从正面看有双肩不等高，或后面看到有后背左右不平，就应当怀疑"脊柱侧凸"。这个时候应拍摄站立位的全脊柱X光片，若正位X光片显示脊柱有大于10°的侧方弯曲，就可诊断为脊柱侧凸。轻度的脊柱侧凸通常没有明显的不适，外观上也看不到明显的躯体畸形。比较重的脊柱侧凸则会影响婴幼儿和青少年的生长发育，使身体变形，严重者会影响心肺功能、甚至累及脊髓，导致瘫痪。轻度的脊柱侧凸可以观察，严重者需要手术治疗。脊柱侧凸是危害青少年及儿童的常见疾病，关键是要早发现、早治疗。

临床表现

多数侧凸发生在胸椎上部，凸向右侧；其次好发于胸腰段，凸向左侧的比较多。脊柱侧凸所造成的继发性胸廓畸形，若畸形严重，可导致胸腔和腹腔容量减缩，导致内脏功能障碍，心脏有不同程度的移位，心搏加速，肺活量减少，食欲不振，消化不良。神经根在凸侧可以发生牵拉性症状，凹侧可以发生压迫性症状，神经根的刺激，可以导致胸和腹部的放射性疼痛；也有引起脊髓功能障碍者，由于内脏功能障碍，患者全身往往发育不佳，体力较弱，躯干矮小，心肺储备力差。

轻度脊柱侧凸的患儿，自己常没有任何不舒服的感觉，要依靠家长的细心检查。

给小儿洗澡时，要注意小儿的背部是否对称，有无局部隆起。如有怀疑，可站在小儿对侧仔细观察。让小儿向前弯腰，保持膝部伸直，双手下垂，手掌合拢，手指对齐，如有病变存在，椎体的旋转可致后背两侧高度不对称；由前面看，常可见胸部乳房和胸廓不对称。发现上述异常，则应立即到医院拍片检查。

还可检查小儿是否有步态异常，如有步态异常，应检查骨盆是否对称、两腿是否等长。因为不同侧凸的发病年龄不同，所以应对小儿定期检查，以免延误诊治。

捏脊疗法

穴位选取 督俞（图8-21）。

操作手法

（1）捏脊：捏脊3遍，当按捏到背部的督俞穴处时，稍用力向上提3次，然后配合按、擦督俞穴，分推、合推背部。

（2）按督俞：两手拇指分别放在背部的督俞穴，以指端点按，一按一松，连按21次。

（3）擦督俞：两手拇指分别放在背部的督俞穴，以指腹推擦3分钟。

（4）分合推背：两手张开，两手拇指对置于脊柱两侧，先向两侧分推，再向中间合推，由腰骶部开始，渐次上移，到第1胸椎处为止，连推3遍。

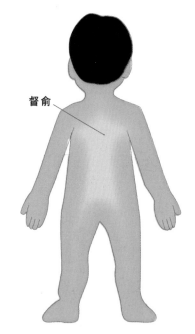

图8-21 督俞

注意事项

（1）选择适当的运动方式：轻度脊柱侧凸可借助运动、体操等自我锻炼的方式来进行治疗，要选择适合自己的运动，比如能够加强凸侧腰背肌力量的体操，或者是自由泳，可以在没有重力下均衡地锻炼全身肌肉。

（2）注意端正姿势：尽管不是所有的脊柱侧凸都是由不正确的姿势导致，但是患有脊柱侧凸后就应当注意正确姿势，尤其是轻度侧凸的孩子，要调整座椅和桌子的高度，使读写姿势正确；平时站立和行走时，有意识地调整身体两侧的不平衡；负重、走路、运动时，注意使双肩的负担均衡。

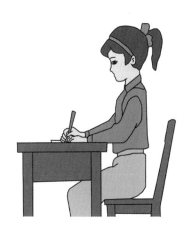

（3）注意均衡营养：尽管青春期对营养的需求较高，但是也要注意各类营养的均衡，不缺钙但也不过度补钙。

（4）坚持监测和评估脊柱侧凸：患有脊柱侧凸之后，应当定期进行复查，监测脊柱侧凸的程度，并且适时进行呼吸系统、平衡功能等的评估，拍X光片至少间隔6个月。

（5）坚持配戴支具：对于已经配戴支具的孩子，家长应鼓励孩子尽可能长时间地配戴，如果短时间内发现孩子身高增长较快，还要及时到医疗机构进行评估和调整支具有无效果。

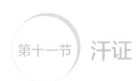

汗证

小儿汗证，中医病名。指的是不正常出汗的一种病证，即小儿在安静状态下，日常环境中，全身或者局部出汗过多，甚则大汗淋漓。多发生于5岁以下小儿。小儿汗证，多属西医学自主神经功能紊乱，而维生素D缺乏性佝偻病和结核感染，也常以多汗为主症，临证当注意鉴别，及时明确诊断，避免贻误治疗。反复呼吸道感染小儿，表虚不固者，常有自汗、盗汗；而小儿汗多，若未能及时拭干，又易于着凉，导致呼吸道感染发病。

临床表现

汗证的临床表现是多样的，中医分为两大类，自汗和盗汗。西医则按其部位不同，分为全身性多汗和半侧身多汗。又由于其特殊表现，中医还有红汗、黄汗、绝汗、战汗等。

（一）营卫失和型

表现为以白天活动出汗为主，恶风恶寒，汗出身凉，舌质淡红，苔薄白，脉缓，指纹淡。

（二）肺卫不固型

表现为以白天活动出汗为主，容易感冒，平时疲乏无力，舌质淡，苔薄白，脉细弱，指纹淡红。

（三）湿热内蕴型

表现为汗出过多，甚则大汗淋漓，口臭便秘，汗出身热，舌质红，苔黄腻，脉滑数，指纹紫滞。

（四）气阴亏虚型

表现为以夜晚出汗为主，心情烦躁，形体消瘦，睡眠欠安，手足心热，舌质红，苔薄少或剥苔，脉细弱，指纹淡红。

捏脊疗法

方法一

有效穴位　肺俞、厥阴俞、脾俞、肾俞、肺经、太阳、内八卦、坎宫（图8-22）。

操作方法

（1）捏脊常规手法，选择重提肺俞、厥阴俞、脾俞以及肾俞等穴。

（2）配合按摩手法，选择揉太阳3分钟、运内八卦100次、补肺经100~200次、推坎宫1分钟。

主　治　营卫失和型小儿汗证。

方法二

有效穴位　肺俞、厥阴俞、脾俞、肾俞、坎宫、太阳、足三里（图8-23）。

操作方法

（1）捏脊常规手法，选择重提肺俞、厥阴俞、脾俞以及肾俞等穴。

（2）配合按摩手法，选择揉太阳穴3分钟、推坎宫1分钟、揉足三里穴50次。

主　治　肺卫不固型小儿汗证。

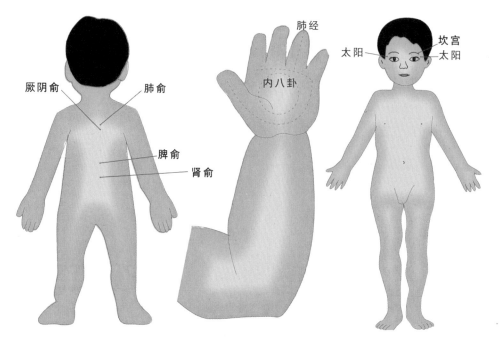

图8-22 小儿汗证捏脊疗法穴位选取（1）

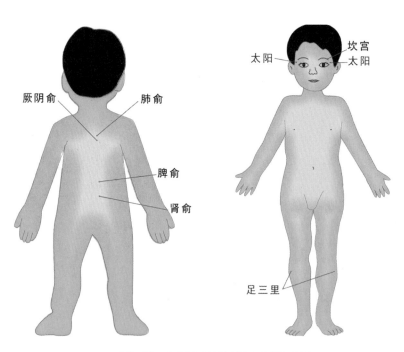

图8-23 小儿汗证捏脊疗法穴位选取（2）

方法三

有效穴位 肺俞、厥阴俞、脾俞、肾俞、太阳、肺经、心经、内八卦、坎宫、六腑（图8-24）。

操作方法

（1）捏脊常规手法，选择重提肺俞、厥阴俞、脾俞以及肾俞等穴。

（2）配合按摩手法，选择揉太阳3分钟、清肺经100~200次、清心经100次、运内八卦100次、推坎宫1分钟、推六腑100次。

主　治 湿热内蕴型小儿汗证。

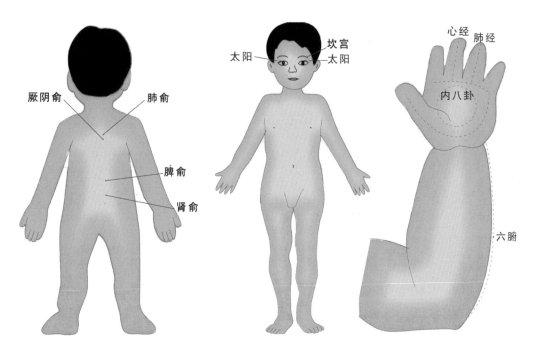

图8-24 小儿汗证捏脊疗法穴位选取（3）

方法四

有效穴位 肺俞、厥阴俞、脾俞、肾俞、脾经、肺经、内八卦、肾顶、足三里等穴（图8-25）。

操作方法

（1）捏脊常规手法，选择重提肺俞、厥阴俞、脾俞以及肾俞等穴。

（2）配合按摩手法，选择补肺经100~200次、运内八卦100次、补脾经100次、补肾顶30次、揉足三里50次。

主　治　气阴亏虚型小儿汗证。

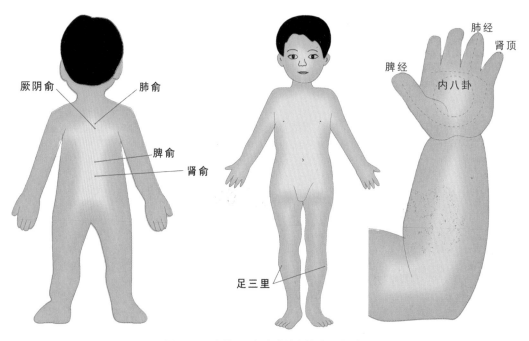

图8-25　小儿汗证捏脊疗法穴位选取（4）

注意事项

（1）多晒太阳，合理养护，适度参加户外活动及体育锻炼，增强体质。

（2）早产儿、双胞胎，经常腹泻或者有其他消化道疾病的小儿应注意加用维生素D。

（3）加强营养，合理膳食，粗细兼食用，荤素搭配，纠正患儿的偏食，厌食习惯。

（4）避免接触感染。不到人口稠密的公共场所去，保持空气流通，室内不要吸烟。

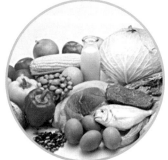

（5）患儿勤换衣服，勤擦身洗澡，保持皮肤干燥。

（6）积极治疗各种急、慢性疾病，并注意病后调理，不要直接吹风。

（7）做好预防接种工作，积极治疗各种急、慢性疾病。

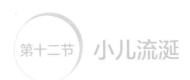

第十二节 小儿流涎

小儿流涎又称小儿滞颐，主要表现是小儿涎液不自觉地从口中流溢出来，浸渍于两颊及胸前，不仅衣服被浸润而常湿，且口腔周围潮红，甚或出现粟样红疹和糜烂，俗称为小儿流口水。本病常见于3岁以内的小儿，四季都可发病。刚出生的小孩子，由于嘴的容积比较小，还不会调节嘴里过多口水，因此有时候流出来是正常的。但如果1岁以上孩子口水流的过多，甚至口水从嘴角流出来还不知道，这就是病态了。

临床表现

由于长期流口水，常导致小儿口唇周围发疹，皮硬，色暗红；因涎黏，引起口面污染，变生呕吐、腹泻等。中医常见的临床分型包括以下几种。

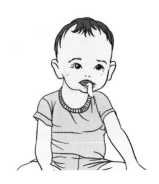

（一）病后脾胃虚寒型

表现为口水清稀量多，面色苍白无光泽，不思饮食，口唇色淡，手足不温，大便稀软不成形，舌质淡，苔白，脉沉缓，指纹淡。

（二）喂养过量，食积化热型

表现为口水黏腻，口气酸腐，不思乳食，肚子胀气，大便干燥，哭闹不安，舌红，苔厚腻，脉滑，指纹紫滞。

捏脊疗法

方法一

有效穴位 肺俞、厥阴俞、脾俞、胃俞、足三里、龟尾、三关、天河水、脾经、颊车（图8-26）。

操作方法

（1）捏脊常规手法，重提肺俞、厥阴俞、脾俞以及胃俞等穴。

（2）配合按摩手法，选择揉足三里50次、清天河水100次、清补脾经100次、揉颊车10次、推三关100次、揉龟尾30次。

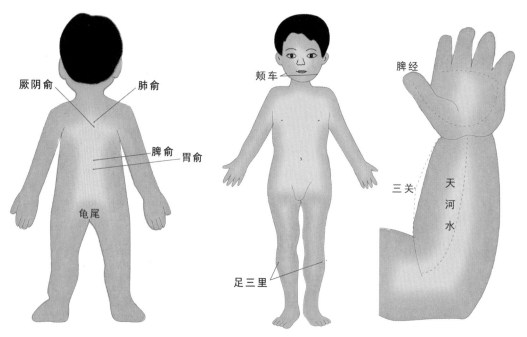

图8-26　小儿流涎捏脊疗法穴位选取（1）

方法二

有效穴位 脾俞、胃俞、三焦俞、大肠俞、内八卦、脾经、板门、天枢、三关（图8-27）。

操作方法

（1）捏脊常规手法，选择重提脾俞、胃俞、三焦俞以及大肠俞等穴。

（2）配合按摩手法，选择补脾经100次、运内八卦100次、揉天枢100次、揉板门300次、推上三关30～50次。

主　治　病后脾胃虚寒型小儿流涎。

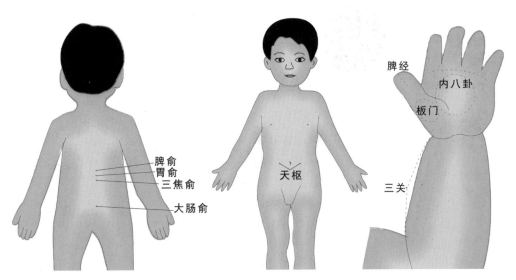

图8-27　小儿流涎捏脊疗法穴位选取（2）

方法三

有效穴位　脾俞、胃俞、三焦俞、大肠俞、板门、脾经、胃经、大肠经、六腑（图8-28）。

操作方法

（1）捏脊常规手法，选择重提脾俞、胃俞、三焦俞以及大肠俞等穴。

（2）配合按摩手法，选择补脾经100次、揉板门300次、清大肠100次、清胃经100次、推六腑100次。

主　治　喂养过量，食积化热型小儿流涎。

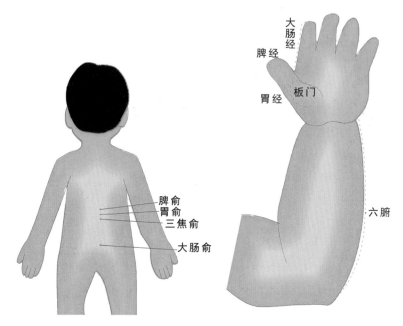

图8-28　小儿流涎捏脊疗法穴位选取（3）

注意事项

（1）培养小儿良好的卫生习惯，注意清洁口腔。

（2）小儿从小要培养良好的卫生习惯及生活习惯，纠正小儿吸吮手指的不良习惯。

（3）保持口周、下颌以及颈部等部位的干燥，可在颈部涂擦爽身粉，并要及时更换颌下垫物。

（4）如果因口腔炎症或者其他病症所引起的小儿多涎，应当抓住根本进行治疗。

（5）积极治疗引起流涎的原发病如面神经麻痹及脑炎后遗症等。

（6）小儿饮食要科学喂养，讲究适时、适度、适量，合理喂养。

（7）饮食宜清淡，不喝饮料，不食用冷饮。

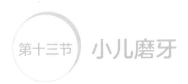

第十三节 小儿磨牙

小儿磨牙通常指的是上下牙齿互相摩擦，咯咯作响，也称"咬牙"。常常发生在夜间睡眠中，是由于孩子脾胃薄弱，饮食不规律、饮食过量，或情志不畅，脾虚肝热造成的。

临床表现

（一）饮食过量，胃肠积热型

表现为牙齿咯咯作响，脘腹部胀满，伴有口渴喜饮，不思饮食，或口气酸腐，大便有酸腐气味，手心发热，烦躁不安，舌质红，舌苔厚腻，脉沉滑，指纹紫滞。

（二）脾虚肝旺型

表现为夜间磨牙时作时止，紧张、情绪激动时加重，平素烦急易怒，厌食，舌质淡，苔白，脉细弦，指纹红。

捏脊疗法

方法一

有效穴位 肝俞、脾俞、胃俞、三焦俞、板门、大肠经、四横纹、天枢、中脘、脾经、六腑（图8-29）。

操作方法

（1）捏脊常规手法，重提肝俞、胃俞、脾俞、三焦俞等穴。

（2）配合按摩手法，选择清大肠100次、揉板门300次、推四横纹50～100次、揉天枢100次、补脾经100次、揉中脘100次、推六腑100次。

主　治 饮食过量，胃肠积热型小儿磨牙。

方法二

[有效穴位] 肝俞、脾俞、胃俞、三焦俞、肝经、脾经、内八卦、四横纹、天枢、中脘、板门（图8-30）。

[操作方法]

（1）捏脊常规手法，重提肝俞、胃俞、脾俞、三焦俞等穴。

（2）配合按摩手法，选择补脾经100次、运内八卦100次、清肝经100次、推四横纹50~100次、揉中脘100次、揉天枢100次、揉板门300次。

[主　　治] 脾虚肝旺型小儿磨牙。

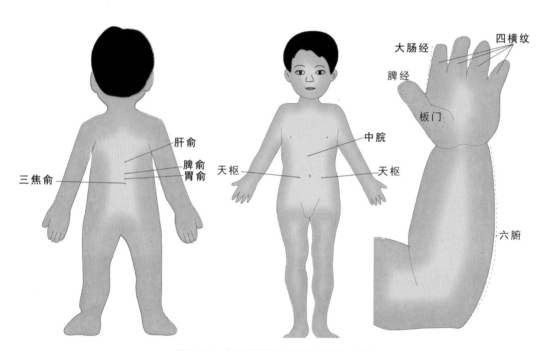

图8-29　小儿磨牙捏脊疗法穴位选取（1）

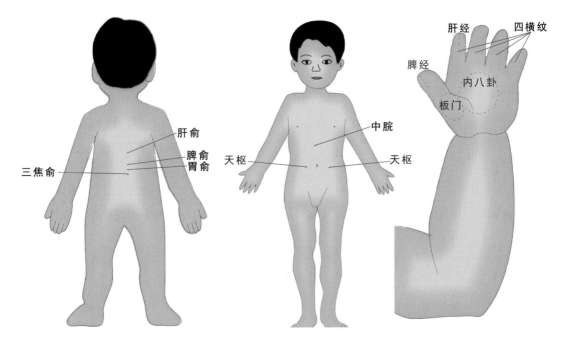

图8-30　小儿磨牙捏脊疗法穴位选取（2）

注意事项

（1）治疗期间禁食煎炸、冷饮、黏腻不易消化的食物。

（2）合理喂养，适量适度，粗细粮、荤素菜搭配，防止小儿营养不良，还要教育小儿不偏食、不挑食，晚餐不要过饱，以免引起胃肠不适。

（3）注意保持小儿良好心态，调节小儿紧张情绪，应当给小儿创造一个和谐、舒适、欢乐的环境，消除小儿激动不安、紧张、焦虑的情绪。

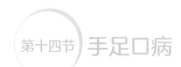

第十四节 手足口病

手足口病是指感受手足口病时邪而引起的，临床以手足掌跖、臀及口腔疱疹，或伴发热为特征的急性发疹性传染病。

临床表现

主要临床表现为口腔和手足部疱疹。口腔疱疹多发生在唇、舌、颊、咽及硬腭处，破溃后形成溃疡，疼痛较剧，年幼儿常表现烦躁、哭闹、流涎以及拒食等。在口腔疱疹后1~2天可见皮肤疱疹，呈离心性分布，以手足部多见，少数可波及肛周、臀部以及四肢。疱疹呈圆形或椭圆形，质地较硬，不易破溃，内有浑浊浆液，周围绕以红晕，数目多少不等。疱疹长轴与手指、脚趾皮纹走向一致。通常持续7~10天消退，疹退后不留瘢痕和色素沉着。

本病一年四季均可发生，但是以夏、秋季节多见。任何年龄均可发病，常见于5岁以下小儿，尤以<3岁年龄组发病率最高。本病传染性强，易引起流行。通常预后较好，少数重症患儿可合并心肌炎、脑炎以及脑膜炎等，甚或危及生命。本病是现代新认识的发疹性传染病。

捏脊疗法

穴位选取 大椎、肩井、风门、肺俞、龟尾、肺经、天河水、六腑、坎宫、天门、太阳（图8-31）。

操作手法

（1）捏脊常规手法，重提按风门、肺俞以及大椎穴。

（2）清肺经。

（3）退六腑。

（4）其他配穴开天门，运太阳，分推坎宫，推天河水。

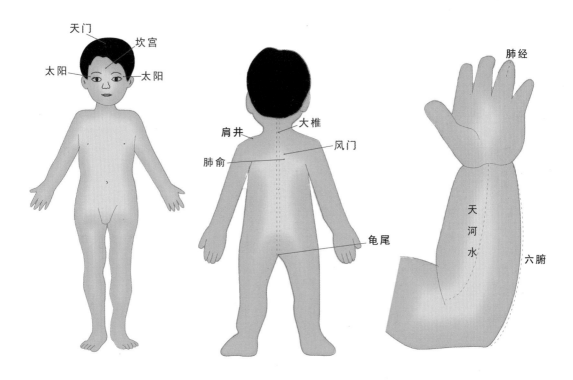

图8-31 手足口病捏脊疗法穴位选取

注意事项

（1）合理养护，保持口腔卫生，进食后经常漱口。尤其是对于患急性热病的小儿，注意口腔护理，并保持大便畅通。

（2）饮食上宜清淡，多食新鲜水果、蔬菜，禁忌辛辣、油炸食品，晚餐不要过饱，避免小儿积食生热。

（3）反复口疮的孩子注意补充多种维生素，增强体质。

参考文献

［1］隋晓峰，双福．抚触捏脊消百病：老中医不外传的小儿保健法［M］．北京：化学工业出版社，2016．

［2］施仁潮．轻松学按摩—捏脊［M］．杭州：浙江科学技术出版社，2005．

［3］王桂茂．儿童经络按摩祛百病［M］．北京：化学工业出版社，2013．

［4］佘继林．冯氏小儿捏脊［M］．北京：北京出版社，2017．

［5］郑军，佘继林．冯氏捏积派小儿推拿［M］．青岛：青岛出版社，2015．

［6］臧俊岐．小儿推拿边学边用［M］．乌鲁木齐：新疆人民卫生出版社，2017．